Lilian Roxana Paredes López
Luis Alberto Curo Maquén
Walter Manuel Trujillo Y.

Estimación de la dosis glandular media utilizando factores de Dance

Lilian Roxana Paredes López
Luis Alberto Curo Maquén
Walter Manuel Trujillo Y.

Estimación de la dosis glandular media utilizando factores de Dance

Estimación con factores de Dance

PUBLICIA

Imprint
Any brand names and product names mentioned in this book are subject to trademark, brand or patent protection and are trademarks or registered trademarks of their respective holders. The use of brand names, product names, common names, trade names, product descriptions etc. even without a particular marking in this work is in no way to be construed to mean that such names may be regarded as unrestricted in respect of trademark and brand protection legislation and could thus be used by anyone.

Cover image: www.ingimage.com

Publisher:
PUBLICIA
is a trademark of
International Book Market Service Ltd., member of OmniScriptum Publishing Group
17 Meldrum Street, Beau Bassin 71504, Mauritius

Printed at: see last page
ISBN: 978-620-2-43095-1

RESÚMEN

ESTIMACIÓN DE LA DOSIS GLANDULAR MEDIA EN MAMOGRAFÍA DE PACIENTES DE 40 A 64 AÑOS DE EDAD UTILIZANDO LOS FACTORES DE CONVERSIÓN DE DANCE ATENDIDOS EN EL HOSPITAL NACIONAL ALMANZOR AGUINAGA ASENJO DE JUNIO 2014 A JUNIO 2015

AGOSTO - 2016

El presente trabajo de investigación tuvo como finalidad de estimar la Dosis Glandular Media (DGM), utilizando los factores de conversión reportadas en las tablas de Dance para ello se tendría que estimar el Kerma en aire (ESAK) y la Dosis en Superficie de Entrada (ESD), para lo cual se trabajó con el equipo mamográfico marca LORAD – HOLOGIC del Servicio de Radiodiagnóstico del Hospital Nacional "Almanzor Aguinaga Asenjo" y además se solicitó el Informe Técnico de Control de Calidad de dicho equipo.

También se ha recolectaron datos de 54 mujeres entre 40 a 64 años (restricción impuesta por los valores dados por Dance y cols.), voluntarias sometidas a exámenes de mamografía en el Hospital "Almarzor Aguinaga Asenjo", incluyendo la edad, kilovoltaje (kV), la carga (mAs), combinación Ánodo-Filtro (Mo-Mo), distancia foco-película y espesor de la mama de las pacientes en proyección cráneo caudal.

Teniendo estos datos se encontró las Dosis Glandular Media (DGM) para cada paciente, agrupándose a mujeres 40 a 49 y 50 a 64 años, con un intervalo de confianza de 95% y correlación de los datos 0,68 (prueba T). El resultado obtenido para la DGM es de 2,3mGy, que se encuentra por debajo del límite establecido por el Protocolo Europeo de Dosimetría (3mGy).

SUMMARY

ESTIMATION OF MEDIUM GLANDULAR DOSE IN MAMMOGRAPHY OF PATIENTS 40-64 YEARS OF AGE USING THE DANCE CONVERSION FACTORS AT THE ALMANZOR AGUINAGA NATIONAL HOSPITAL ASENJO FROM JUNE 2014 TO JUNE 2015

AUGUST 2016

The aim of this research was to estimate the Glandular Dose (DGM), using the conversion factors reported in the Dance tables. The Kerma in air (ESAK) and the Inlet Surface Dose (ESD), for which we worked with the mammography equipment brand LORAD - HOLOGIC of the Radiodiagnostic Service of the National Hospital "Almanzor Aguinaga Asenjo" and also requested the Technical Report of Quality Control of this equipment.

Data were also collected from 54 women between 40 and 64 years of age (restriction imposed by the values given by Dance et al), volunteers undergoing mammography exams at the Almarzor Aguinaga Asenjo Hospital, including age, kilovoltage (kV) , Loading (mAs), anode-filter combination (Mo-Mo), focus-film distance and thickness of the patients' caudal skull projection.

Taking these data, the Glandular Dose (DGM) was found for each patient, with 40-49 and 50-64 years old women, with a 95% confidence interval and correlation of the data 0.68 (T-test). The result obtained for the DGM is of 2,3mGy, that he finds himself underneath the limit established by Dosimetría's European Protocol (3mGy).

ÍNDICE

CONTENIDO

LISTA DE FIGURAS

LISTA DE TABLAS

INTRODUCCIÓN

INTRODUCCIÓN

A nivel mundial, el cáncer de mama es el tumor más frecuente en el sexo femenino. En los países de alta incidencia; Se estima que el riesgo a desarrollar un cáncer de mama antes de los 74 años oscila entre 1 de cada 8 y 1 de cada 16 mujeres. Habitualmente se describe el patrón bimodal en relación de la edad de diagnóstico. El cáncer de mama constituye uno de los grandes problemas médicos sociales de la actualidad, por su alta frecuencia y aumento de mujeres que lo padecen.

La curva asciende a partir de los 20 y 30 años, y se estabiliza entre los 45 y los 55 años coincidiendo con el periodo de la menopausia para volver aumentar partir de esa edad.
La mamografía en régimen de cribado puede explicar una parte del aumento de la incidencia, pero parece claro que exista un incremento adicional atribuible a cambios en la exposición a los factores de riesgo.

La mamografía es, la Técnica de Diagnóstico, más eficiente para la detección precoz del cáncer de mama, mientras no se encuentre una cura para esta enfermedad, o no se ofrezca otra alternativa diagnóstica; lo que debe hacerse es generar consciencia en toda la población, para conocer y agotar los beneficios que aporta éste método.

Debido al considerable uso de las radiografías para la exploración de mama en las mujeres y la preocupación por la inducción del cáncer de mama por radiación, es imprescindible que tengamos ciertos conocimientos sobre las dosis de radiación absorbida por el paciente (DGM), implicadas en estas exploraciones.

El aumento del potencial del tubo de rayos X más allá de 26kVp degrada la imagen hasta niveles inaceptables y, por lo tanto, es improbable la reducción adicional de la dosis por manipulación de la técnica.

Los valores indicados para la dosis en la paciente en la mamografía pueden ser engañosos. Debido a las bajas energías de rayos X usadas en mamografía, la dosis cae rápidamente a medida que el haz de rayos X penetra en la mama.

El objetivo final del proceso mamográfico es conseguir imágenes óptimas con la dosis más baja posible (Dosis Glandular Media).

Nuestro objetivo del presente trabajo de investigación es estimar la dosis glandular media (DGM) del grupo de paciente, para ello usaremos las ecuaciones paramétricas de Robson y las tablas de Dance.

También aplicamos la Prueba T para Probar que los datos adquiridos aleatoriamente tienen un nivel de confianza del 95% de los obtenidos de la maquina mamográfica, Teniendo los datos de la Dosis Glandular Media (DGM) de las ecuaciones paramétricas de Robson y Tablas de Dance, podemos comprobar si estos datos han pasado los valores de referencia, guiado por el Protocolo Europeo de Dosimetría (3mGy). Este informe de investigación se divide en tres capítulos, que a continuación detallamos:

En el capítulo I, está Comprendido por la teoría científica para ofrecer el rigor científico a la responsabilidad investigadora, abarcando los temas de:

Generación de rayos x, Anatomía de la mama, Interacción de los rayos X con la mama, Efectos biológicos, La mamografía, Control de calidad en mamografía, Dosimetría en mamografía, Legislación peruana en protección radiológica de diagnóstico médico con rayos X.

En el capítulo II se describe la metodología, encargada de dar cuenta del tipo de investigación como parte del trabajo, con el diseño de investigación, para trabajar con la población y muestra de estudio en el que se aplica las técnicas y los instrumentos para la recolección de datos, para el procesamiento de la información.

En el capítulo III, está constituido por la presentación y análisis de los datos, que constituyen la resultante del trabajo estadístico, encaminado en la discusión de resultados que no es otra cosa sino las conclusiones de las operaciones estadísticas.

A la sucesión de los capítulos se suman las conclusiones a las que arriban los responsables del trabajo; las recomendaciones que se proponen para corregir futuros trabajos de investigación, así mismo se ubica la bibliografía que han constituido las fuentes de consulta para determinar el rigor científico en el trabajo; los anexos que forman parte de los elementos complementarios del trabajo y el apéndice que como parte final de los elementos complementarios del trabajo.

Se pone a consideración del honorable jurado calificador el presente documento, para que sea sometido a su rigor evaluativo, esperando se haga las recomendaciones necesarias para su perfeccionamiento y posterior sustentación.

CAPÍTULO I
BASE TEÓRICA

CAPÍTULO I

I. BASE TEÓRICA

I.1 Generación de rayos X: Interacción electrón-blanco:

Desde su descubrimiento, en 1895 por Wilhelm Roentgen, los rayos X han demostrado ser de gran utilidad para el ser humano Una de las principales aplicaciones es su uso en radiodiagnóstico. Específicamente la mamografía es una técnica muy sensible para el diagnóstico y detección temprana del cáncer de mama.

El conocimiento del espectro generado por un equipo de rayos X es fundamental en la radiología clínica debido a que la distribución de los rayos X influencia su capacidad de penetración en el tejido y el contraste obtenido en la imagen. El espectro de rayos X también es útil como parámetro de entrada en simulaciones y cálculos dosimétricos.

Los rayos X son generados dentro de un tubo en vacío, para evitar que los electrones interactúen con las moléculas de gas. Con la ayuda de una fuente de alto voltaje (típicamente por encima de los 20 mil voltios) se calienta dentro de ella un filamento metálico (cátodo) hasta alcanzar el rojo vivo, facilitando así el desprendimiento de los electrones (electrones proyectil) que impactarán violentamente contra el ánodo que está constituido por un metal pesado, generalmente de Tungsteno (Wolframio) en radiología convencional y de Molibdeno o Rodio-Paladio en mamografía **(Figura I.1)**.

Al chocar bruscamente contra el ánodo, los electrones proyectiles interaccionan con los electrones orbitales o los núcleos del ánodo; perdiendo así el electrón proyectil energía cinética, velocidad, desvío en su trayectoria y quedando casi en reposo. Estas interacciones se dan por tres mecanismos diferentes que frecuentemente se producen en forma simultánea y que dan lugar a emisiones energéticas diferentes: producción de calor, radiación característica y radiación de frenado.

Figura I.1. Dibujo simplificado de un tubo de rayos X.

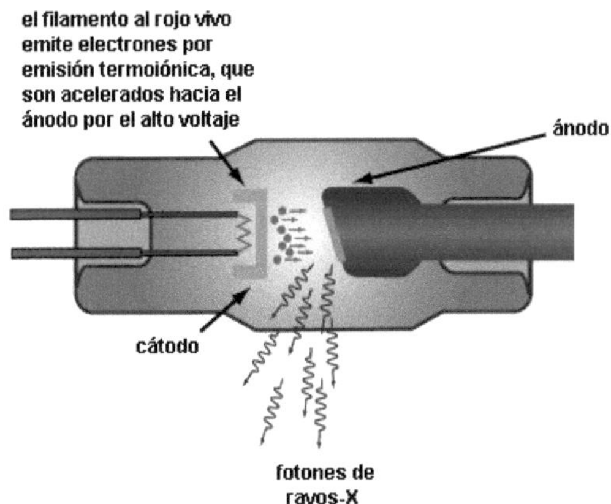

Al chocar bruscamente contra el ánodo, los electrones proyectiles interaccionan con los electrones orbitales o los núcleos del ánodo; perdiendo así el electrón proyectil energía cinética, velocidad, desvío en su trayectoria y quedando casi en reposo. Estas interacciones se dan por tres mecanismos diferentes que frecuentemente se producen en forma simultánea y que dan lugar a emisiones energéticas diferentes: producción de calor, radiación característica y radiación de frenado [1].

I.1.1 Producción de Calor

Casi toda la energía cinética de los electrones proyectil se convierte en calor. Los electrones proyectil interaccionan con los electrones externos de los átomos del blanco, pero no les transfieren energía suficiente para ionizarlos. Los electrones de la capa externa pasan simplemente a un nivel de energía más alto (son excitados). Los electrones excitados no permanecen mucho tiempo en esos niveles y eventualmente regresan a una órbita de menor energía emitiendo radiación infrarroja (calor) en el proceso **(Figura I.2)**. La energía necesaria para excitar un electrón a una órbita cercana es pequeña mientras que a las más alejadas se requiere más energía. Por lo general, más del 99% de la energía cinética de los electrones proyectil se convierte en calor. Es decir, a pesar de su sofisticación, el equipo de rayos X es una máquina muy ineficaz.

Figura I.2. Dibujo simplificado de la producción de calor

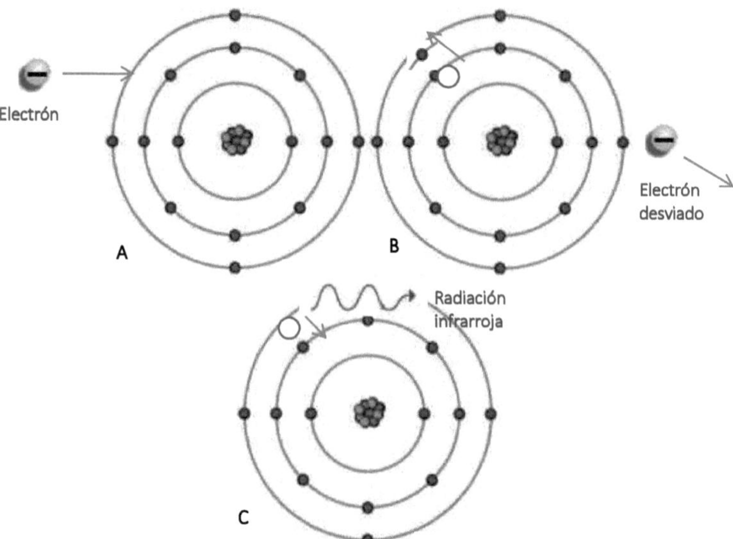

La producción de calor en el ánodo aumenta en proporción directa al incremento de la corriente de tubo. La producción de calor también se incrementa de una forma casi directamente proporcional con la tensión pico.

La energía térmica se mide convencionalmente en unidades de calorías o julios. En los tubos de rayos X, la capacidad del ánodo y la coraza para almacenar calor se mide en unidades térmicas o unidades de calor (heat units o HU). Una unidad térmica es el calor generado por una corriente de tubo de 1 kVp, 1 mA y 1 s (HU = kVp x mA x s).

La eficiencia de producción de rayos X es independiente de la corriente de tubo. Sin embargo, esa eficiencia crece con la energía de los electrones proyectil (es decir, con el kV). A 60 keV, solo se convierten en rayos X el 0,5% de la energía. A 20 MeV, la eficiencia es del 70% [2].

I.1.2 Radiación característica

En esta interacción o choque, la energía cinética de un electrón es tan elevada que puede ionizar o excitar a los electrones corticales de los átomos del ánodo de wolframio. En este choque se produce un hueco en una órbita interna. Este hueco tiende a ser ocupado espontáneamente por otro electrón de una órbita próxima, emitiéndose la diferencia de energía existente como radiación electromagnética (fotón) **(Figura I.3)**. Esta emisión de radiación tiene un valor determinado de energía para cada valor de Z de cada uno de los distintos átomos conocidos, por ello recibe el nombre de radiación característica. Es característica de la diferencia de energía existente entre los dos niveles energéticos afectados.

Figura I.3. Esquema de la radiación característica

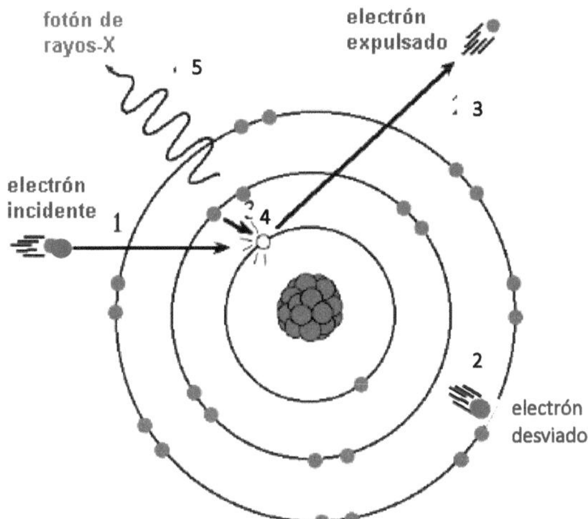

Para rayos X de diagnóstico, la radiación característica puede suponer aproximadamente un 15-25 % del total de la radiación ionizante producida. La radiación característica de mayor interés en radiología es la que proviene de la expulsión de un electrón de la capa K (bien sea de Wolframio o de Molibdeno) y para que se de este tipo de radiación característica, la energía del electrón incidente deberá ser superior a la energía de enlace de la capa K de dichos elementos.

Por ejemplo, en un ánodo de Wolframio, los electrones de la capa K tienen una energía de 69,4 keV; en un tubo de rayos X cuya tensión ánodo-cátodo sea de 50 kV, la máxima energía de los electrones incidentes será de 50 keV, por lo que serán incapaces de liberar electrones de la capa K y no existirá radiación característica. Si la tensión de aceleración es, en cambio, de 80 kV, si será posible la liberación de electrones de la K del wolframio, por lo que aparecerá radiación característica. El hueco producido se rellenará con electrones provenientes de algunas capas más externas, tales como las capas L, M, etc. **(Figura I.4)**.

Figura I.4. Esquema de la radiación característica de las capas K y L.

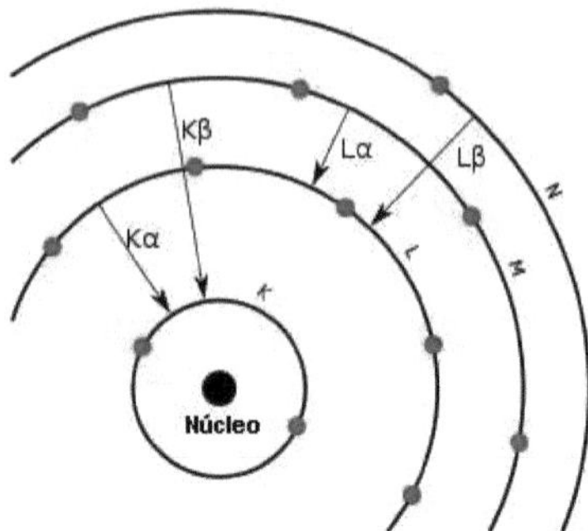

La radiación característica tiene aplicación en técnicas radiográficas especiales, como en la mamografía, que precisa rayos X de baja energía para diferenciar mejor, por su distinta absorción, los componentes de la glándula mamaria. Se utiliza un ánodo de molibdeno con un kilovoltaje de 25 a 32 kV, emitiendo radiación de frenado y característica para mejorar el contraste de las estructuras mamarias [2].

Si en un gráfico **(Figura I.5)** se relaciona el número de fotones producidos por este mecanismo, con la energía que tienen, se puede observar un espectro discreto, a saltos, y que corresponden a la diferencia energética entre las diferentes capas involucradas.

Figura I.5. Parte del espectro que corresponde a la radiación característica.

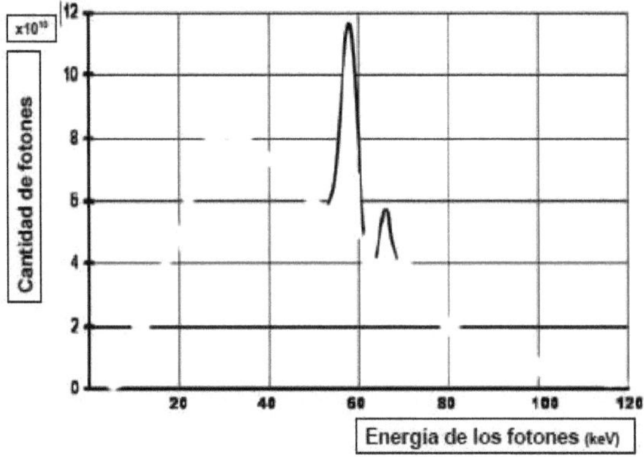

I.1.3 Radiación de frenado

La radiación de frenado ocurre cuando un electrón, con carga negativa, puede pasar próximo a un núcleo atómico del ánodo, en donde se encuentran todas sus cargas positivas. Por ello, puede sufrir una atracción electroestática por ser cargas de signo contrario, disminuyendo su velocidad (es decir, su energía cinética).

La energía cinética perdida por el electrón se puede emitir en forma de un fotón de rayos X. Como el electrón puede perder más o menos energía (dependiendo de su energía cinética inicial, de la proximidad de su trayectoria a los núcleos de los átomos del ánodo y del número de veces que sufra interacciones con pérdida de energía), las posibilidades de ese enfrenamiento son muy variables.

Así, pueden encontrarse entre una fuerte atracción que resulte en un frenado completo, con lo que el 100 % de su energía cinética daría lugar a radiación X; o bien, en algunos casos, el electrón puede seguir su camino sin sufrir ningún tipo de modificación en su trayectoria, lo cual no provocaría emisión alguna de radiación X. Por consiguiente, el fotón emitido puede tener una energía muy variable. Así un haz continuo de electrones que choquen con el ánodo dará lugar a un haz de fotones muy heterogéneos, de distintas energías producidos en él **(Figura I.6).**

Figura I.6. Esquema de la radiación de frenado.

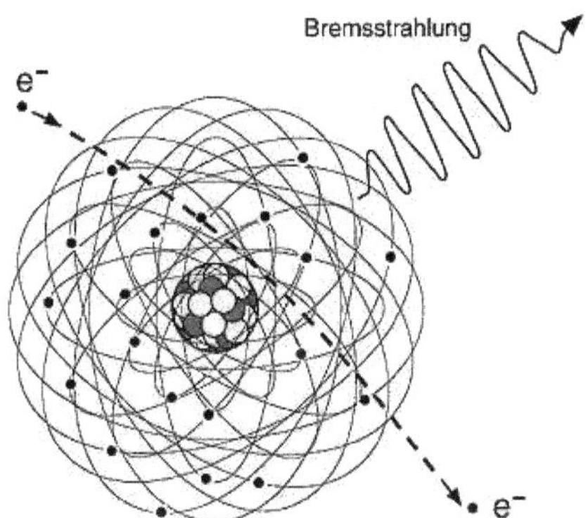

Si se dibuja un gráfico **(Figura I.7)** entre el número de fotones que se producen en el enfrenamiento, y la energía que poseen, se observa un espectro continuo de energías; y que caracterizan a la parte del espectro de rayos X producido por la radiación de frenado o Bremsstrahlung (nombre alemán con el que se describió por primera vez).

La energía de los fotones de frenado tiene valores comprendidos entre cero, y la energía cinética máxima que transporta el electrón al producirse la colisión [1,2].

Figura I.7. Parte del espectro de rayos X producido por la radiación de frenado.

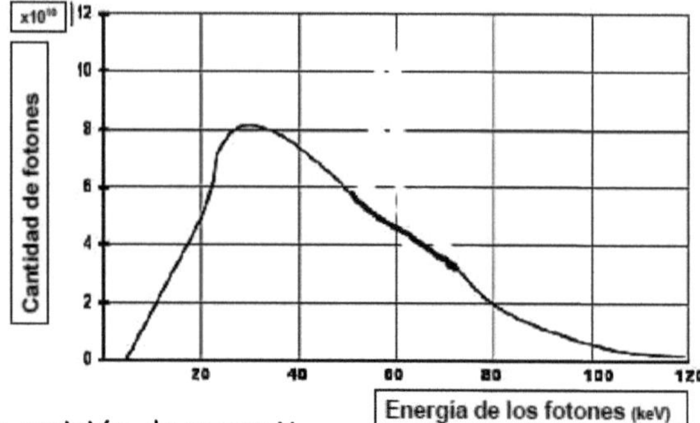

I.1.4 Espectro de emisión de rayos X

El espectro de emisión de un haz de rayos X es una representación gráfica de la distribución en energía de los fotones que constituyen el haz. En él se superponen el espectro continuo procedente de los fotones de frenado y el espectro discreto generado por los fotones característicos.

El conocimiento de los espectros de emisión de los rayos X es clave para comprender cómo afectan los cambios de la tensión de pico, la corriente, el tiempo y la filtración a las interacciones del haz de rayos X con los tejidos, con el receptor de imagen y, en definitiva, con cualquier material interpuesto en el mismo. Es, por lo tanto, como el DNI del haz de rayos X. Conociéndolo, podemos conocer cuál será la dosis absorbida en cualquier punto del paciente, cuál será la calidad de la imagen (contraste, densidad óptica o nivel de la señal etc.), cuál será la cantidad de radiación dispersa etc. Y así mismo, manipulándolo, podremos modificar estos últimos parámetros: dosis absorbida y calidad de imagen [2].

A continuación, se muestra dos gráficas: en la figura I.8 se muestra una gráfica del número de fotones y la energía que poseen; en la figura I.9 se muestra la distribución de intensidad de los rayos X en función de la longitud de onda proveniente de un blanco de molibdeno (Mo) para varios voltajes aplicados.

Figura I.8. Espectro genérico de los rayos X.

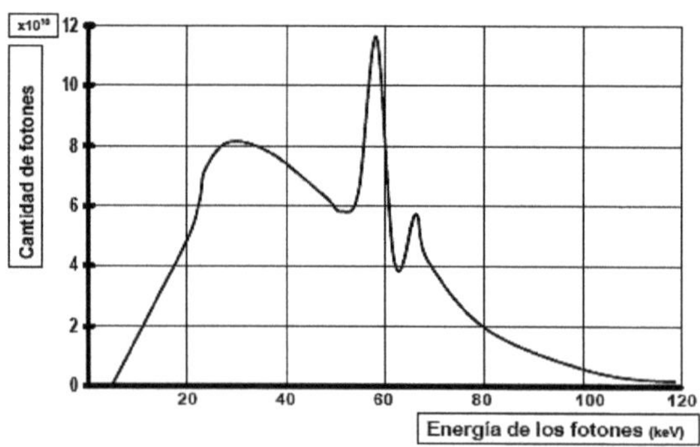

Figura I.9. Espectro de rayos X para un blanco de molibdeno aplicado para varios voltajes.

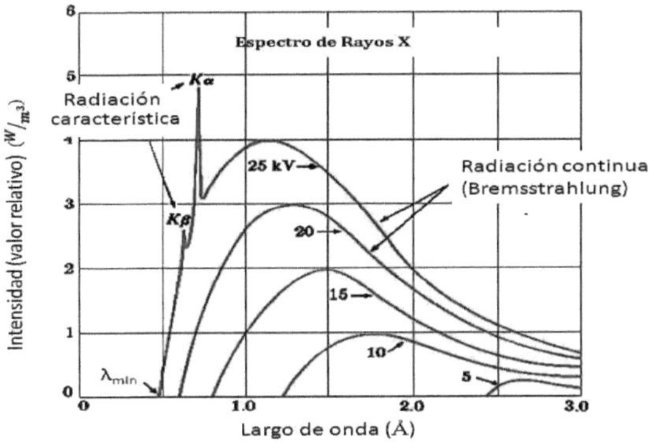

I.2 La mama:

Las mamas son glándulas cuya función principal es la producción de leche durante el período de lactancia. Las mamas están presentes en los dos sexos, pero en el varón se mantienen rudimentarias. En la mujer varían en su desarrollo según la edad. Hasta la pubertad se mantienen poco desarrolladas, y su máximo desarrollo se produce durante la lactancia.

Están localizadas en la parte anterior del tórax sobre el músculo pectoral mayor, su base se extiende desde la segunda hasta la sexta costilla y desde el borde externo del esternón hasta la línea axilar media y su parte más superior y externa llega hasta la axila.
(Figura I.10).

Figura I.10. Vista de corte sagital de la mama.

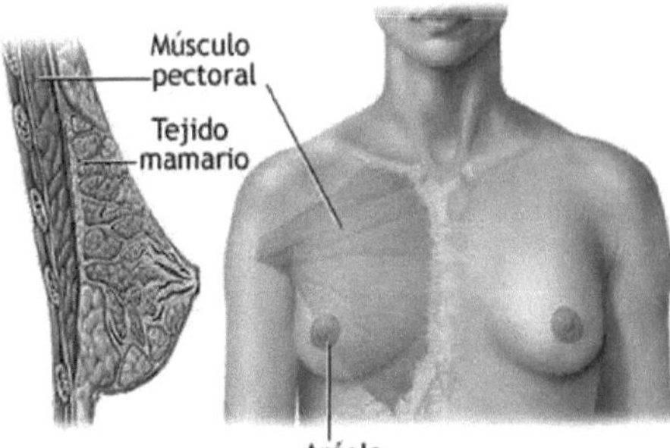

I.2.1 Composición tisular

Las glándulas mamarias presentan variaciones sustanciales en cuanto a forma, peso, tamaño y consistencia de unas mujeres a otras y dentro de cada una de ellas en las diferentes etapas de la vida. De manera esquemática podemos distinguir tres tipos de tejidos en su estructura: tejido glandular, que forman los lóbulos que producen leche; tejido fibro-conectivo, que conecta los lóbulos y sirven de sostén a la mama; y tejido adiposo, que ocupa el espacio entre los lóbulos protegiéndolos.

Todo ello recubierto por la piel y con un sistema de salida láctea formado por conductos que desembocan en la areola-pezón, cada glándula está compuesta entre 15 y 25 lóbulos que irradian alrededor, y se abren al pezón. Los lóbulos están acolchados y separados unos de otros por tejido conectivo fibroso y grasa. Este tejido conectivo entre los lóbulos forma los ligamentos suspensorios (ligamentos de cooper) que dan soporte natural al órgano y se anclan a la capa muscular y a las dermis subyacentes. De esta forma la red de ligamentos suspensorios forma una suerte de "brasiere" integrado que mantiene los senos en su lugar.

Dentro de los lóbulos existen unidades más pequeñas conocidas como lobulillos que contienen las unidades funcionales productoras de la leche o alveolos glandulares. Estas glándulas compuestas alveolares vierten la leche a los conductos lactíferos que terminan abiertos al exterior en el pezón. Cuando el conducto lactífero alcanza la zona profunda a la areola este se agranda para formar los senos lactíferos que sirven como acumuladores de la leche **(Figura I.11).**

La piel de la mama posee un grosor constante excepto en la región del complejo areola-pezón, donde se modifica en grosor y en apariencia; la piel es más gruesa y de aspecto ondulado por la presencia de unas glándulas sebáceas llamadas "tubérculos de Morgagni" que durante el embarazo son más prominentes y secretan una sustancia denominada calostro (tubérculos de Montgomery) [3].

Figura I.11. Estructura de la glándula mamaria.

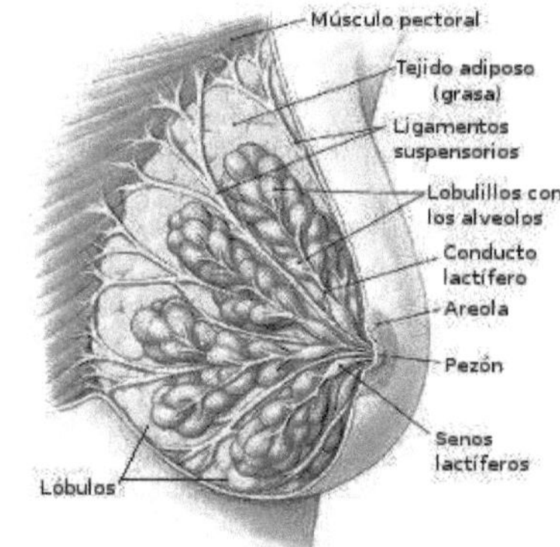

I.2.2. Características radiológicas de la mama

La anatomía radiológica de la mama va a estar condicionada por [4]:

1.- Configuración anatómica.
2.- Edad de la mujer.
3.- Cantidad de grasa- tejido glandular y conectivo.

Con respecto al primer punto la disposición de la mama siguiendo el músculo pectoral mayor hace muy complejo el recogerla en su totalidad en las dos proyecciones básicas. De ahí el especial hincapié en realizar un posicionamiento de esta en el portachasis lo más correcto posible. Con respecto al segundo punto la apariencia de la mama varía en la pubertad, adolescencia, edad adulta y periodo senil. Por otro lado, la influencia de hormonas endógenas y exógenas (tratamiento hormonal sustitutivo en la menopausia), provocan cambios en la densidad mamaria.

Con respecto al tercer punto el predominio de la densidad de grasa en la mamografía aumenta la sensibilidad y la especificidad en la detección de anormalidades. Y el predominio de las estructuras con densidad de tejidos blandos (epitelial, conectivo) disminuye la sensibilidad y especificidad ya que las anormalidades pueden quedar oscurecidas dentro de las áreas densas.

Además, siempre existe una marcada simetría en cuanto a la densidad entre ambas mamas; las variaciones posibles en esta simetría deben considerarse anormales, aunque la mayor parte de las veces carecen de significado patológico

En cuanto al espesor de la mama es variable – mayor en la pared del tórax que en la parte del pezón – aunque los dispositivos de compresión utilizados en mamografía disminuyen en gran medida las diferencias.
En general, el espesor de la mama bajo compresión está comprendido entre 2 cm y 10 cm, con un valor promedio entre 4,5 cm y 5,5 cm dependiendo del tipo de población. Y esta mama comprimida puede tener una pequeña área de 35 cm^2.

También se sabe que la proporción de tejido glandular varía con el espesor disminuyendo desde un 68%, para espesores inferiores a 3 cm, hasta un 16% para espesores mayores que 7 cm. El tejido glandular (incluyendo epitelio acinar y ductal y el estroma asociado) es el que tiene un mayor riesgo de cáncer radio inducido [5].

A continuación, se muestra Las composiciones atómicas de los tejidos adiposo y glandular de la mama obtenidas por Hammerstein y colaboradores [6]. El conocimiento de la composición de estos tejidos es de gran importancia para cualquier estudio de propiedades físicas del sistema mamográfico.

Tabla I.1. Composición del tejido adiposo y glandular de la mama.

	Tejido	Composición								Densidad ($g.cm^{-3}$)
		H	C	N	O	Cl	Ca	P	Al	
Hammerstein Et al(1979)	**Graso**	**11,20**	**61,9**	**1,7**	**25,1**	-	-	**0,1**	-	**0,93**
	Glandular	**10,2**	**18,4**	**3,2**	**67,7**	-	-	**0,5**	-	**1,04**
CIRS(1993)	**Graso**	**11,76**	**75,95**	**1,23**	**9,82**	**1,17**	-	-	-	**0,924**
	Glandular	**10,93**	**70,21**	**1,15**	**12,51**	**1,10**	**0,61**	-	**3,46**	**1,040**

Fuente: Extraído de los trabajos de Hammerstein, et al (1979) y CIRS(1993)

I.3. Interacción de los rayos X con la mama

I.3.1 Atenuación de los rayos X

Las diferencias de composición y densidad entre los tejidos adiposo y glandular de la mama son suficientes para que se produzcan diferencias de absorción y dispersión de los fotones de rayos X cuando su energía es la adecuada. No sucede lo mismo cuando se comparan entre sí el tejido glandular y las masas tumorales. La figura I.12 ilustra un modelo físico simple de la mama en la detección de diferencias en la transmisión de los rayos X entre una lesión y el tejido normal en una mama que varía de espesor, que tiene incorporado algunos rasgos en términos de imagen. La mama varía en espesor y contiene estructuras con propiedades diferentes de atenuación de los rayos X.

El contraste se incrementa cuando se aumenta las diferencias en la composición de la mama y en la transmisión de los rayos X. El contraste es una característica de un sistema que permite distinguir entre las diferentes estructuras anatómicas de una imagen que corresponde a densidades físicas de la mama.

Figura I.12. Muestra un modelo de la mama ilustrando el problema básico.

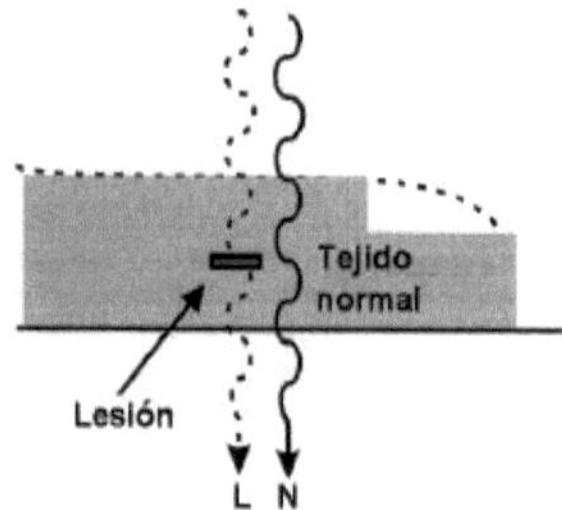

Los fotones que pasan a través del cuerpo del paciente y llegan al film son transmitidos. Los fotones que entregan toda su energía al cuerpo son absorbidos. Los fotones que son desviados de su dirección original son dispersados (figura I.13).

Figura I.13. Atenuación de los rayos X.
Atenuación =Absorción +Dispersión

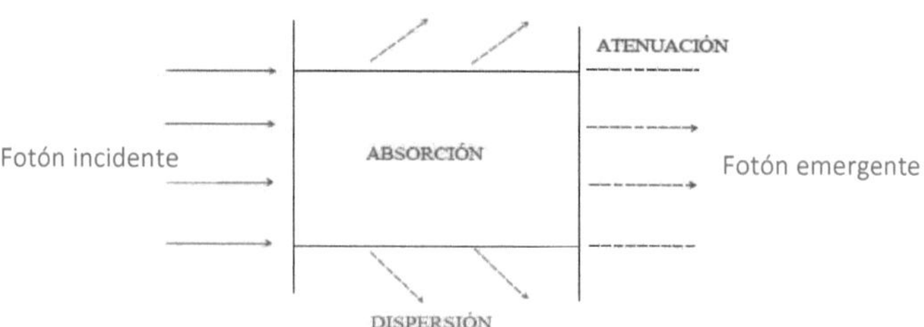

Los rayos X son atenuados exponencialmente cuando atraviesan la mama o cualquier otro tejido. La relación entre la energía del haz, el espesor y la densidad del tejido se expresa cuantitativamente en la ley de atenuación exponencial, como se ilustrado en la figura I.14.

Figura I.14. Ley de atenuación exponencial

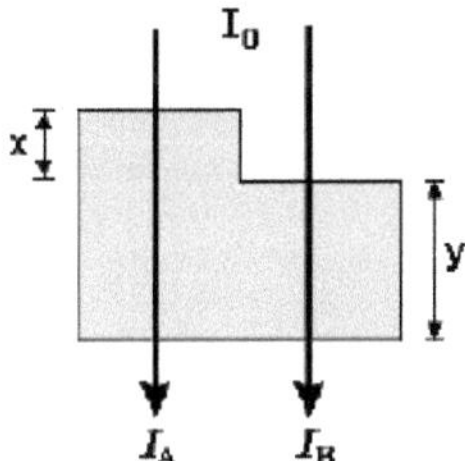

Se tienen las siguientes ecuaciones:

$$I_B = I_0 e^{-\mu y} \quad (I.1)$$
$$I_A = I_0 e^{-\mu(y+x)} \quad (I.2)$$

Donde I_0 es la intensidad del haz de rayos X a la entrada de la mama; μ es el coeficiente de atenuación lineal (tiene dimensiones de L^{-1}), el cual depende de la densidad del tejido y de la energía de los fotones (monoenergéticos), y I_A y I_B representan la atenuación del haz en sus trayectorias respectivas que emergen de la mama y conforman la imagen [7].

El contraste en la imagen radiológica se expresa en términos de los coeficientes de atenuación y se puede representar en términos de porcentajes multiplicando la ecuación (I.3) por 100.

$$Contraste = \frac{I_B - I_A}{I_B} = 1 - e^{-\mu x} \quad (I.3)$$

El contraste se puede medir directamente en la imagen mamográfica usando un densitómetro en la imagen impresa, con fotómetro en el monitor o digitalmente con un ROI en el monitor de la estación de trabajo. En mamografía un índice de contraste sería la medición de las diferencias de densidad óptica de $I_B - I_A$ en la imagen.

Uno de los retos de la mamografía es la similitud en los coeficientes de la atenuación de los rayos X del tejido glandular-adiposo de la mama y lesiones neoplásicas (figura I.15). Esto origina que las diferencias en la transmisión de los rayos X sean muy pequeñas como se ilustra en la figura I.16, donde se supone una mama de 5 cm de espesor y está compuesta de 50% de grasa y 50% de tejido fibroglandular.

El contraste inherente para ambos tumores y microcalcificaciones se reduce conforme aumenta la energía de los rayos X (kVp). Para maximizar el contraste, se usan normalmente los rayos X de baja energía en la mamografía de pantalla-película. Además, es importante que el sistema de imagen sea capaz de registrar la señal que resulta de los rayos X transmitidos con mucha precisión.

Figura I.15. Medidas de los coeficientes lineales de atenuación de los rayos X de tejido graso y fibra glandular, y tumor en la mama. De: Jhons and Yaffe.

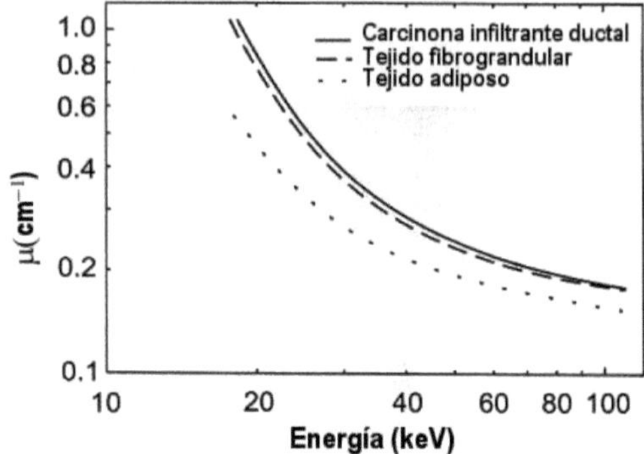

Figura I.16. La dependencia en contraste de una masa y una microcalcificación de la mama. De: Jhons and Yaffe.

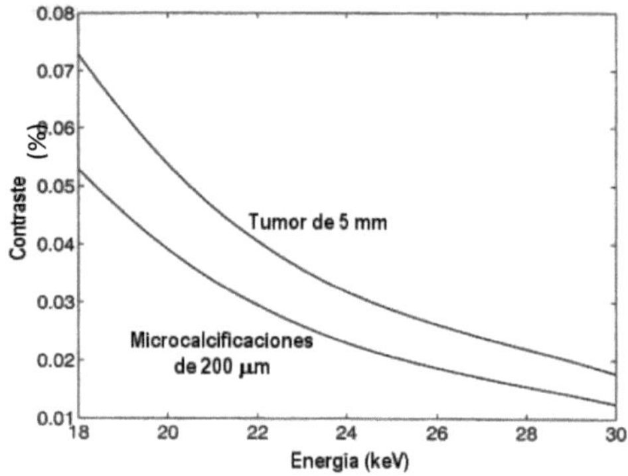

I.3.2 Efectos físicos

En el rango de energía de los fotones de rayos X en mamografía, las principales interacciones con el tejido mamario son debidas al efecto fotoeléctrico y a los procesos de dispersión.

I.3.2.1 Efecto fotoeléctrico

El efecto fotoeléctrico tiene su origen cuando una superficie metálica emite electrones al incidir sobre ella luz de una frecuencia elevada como la luz ultravioleta.

En el caso de la interacción de los rayos X con la mama, los fotones tienen energía suficiente para producir fotoelectrones (figura I.17). En esta interacción fotoeléctrica, el total de la energía del fotón incidente es transferida al electrón orbital expulsándolo y convirtiéndose en un fotoelectrón. Cuando es expulsado un electrón de las capas internas, K o L por ejemplo, este electrón sale con una energía que es la diferencia entre la del fotón incidente y su energía de enlace (del electrón expulsado).

Además, la remoción de un electrón K por un fotón deja un vacío en la capa K que rápidamente es ocupado con un electrón de una capa superior (L probablemente), emitiendo un fotón de energía característica, cuya energía es igual a la diferencia entre la energía de amarre de las capas K y L. Este fotón emitido tendrá una dirección aleatoria y, en la inmensa mayoría de los casos, distinta de la del fotón incidente.

Figura I.17. Absorción fotoeléctrica

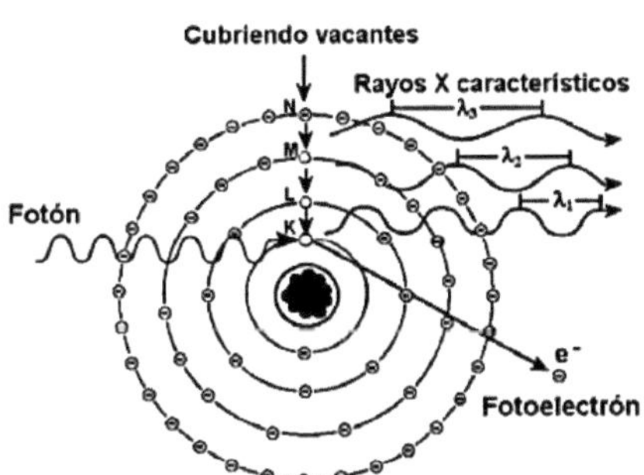

La ocurrencia de la interacción fotoeléctrica es más probable con materiales de Z alto, que con materiales de Z bajo

Desde el punto de vista de la formación de la imagen radiológica, el efecto fotoeléctrico produce imágenes de excelente calidad por dos razones: en primer lugar, porque no origina radiación dispersa y en segundo lugar porque aumenta el contraste natural entre los distintos tejidos cuyo Z es mayor.

Por otra parte, la probabilidad de que un fotón sea absorbido por efecto fotoeléctrico disminuye de forma muy importante cuando aumenta la energía de los fotones y, en consecuencia, el contraste disminuye al aumentar la tensión aplicada al tubo. Para obtener suficiente contraste entre la grasa y el músculo, es necesario usar tensiones bajas (ejemplo de 25 a 32 kV en mamografía).

Desde el punto de vista de la dosis impartida al paciente, el efecto fotoeléctrico no es deseable puesto que toda la energía del fotón incidente es absorbida en el paciente cuando se produce este proceso de interacción [10].

I.3.2.2 Dispersión Coherente

Se da cuando los fotones de rayos X presentan bajas energías, cuyos valores de energía son menores de 30 keV. En la dispersión coherente, todos los fotones interaccionan con la mama sin ionización atómica ni transferencia de energía. El único efecto es un cambio ligero en la dirección del fotón incidente (Figura I.18). La dispersión coherente no contribuye a la formación de la imagen, pero sí puede contribuir con un velo muy ligero a la imagen y una dosis muy pequeña es depositada en la mama.

Figura I.18. Dispersión Coherente.

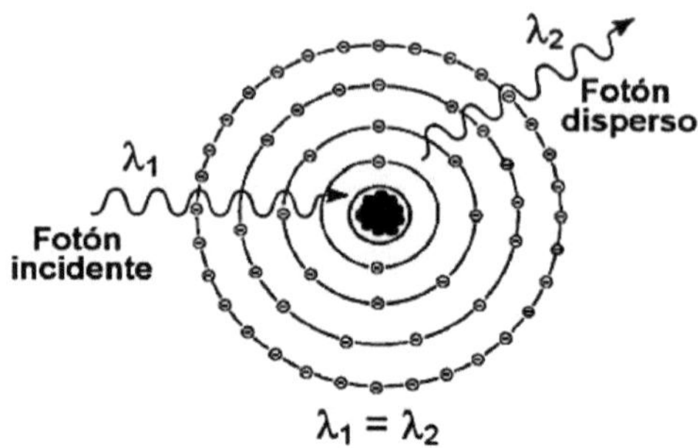

I.3.2.3 Dispersión Incoherente (Compton)

La dispersión Compton ocurre cuando la energía del fotón incidente es muy superior a la energía de enlace del electrón (de las capas externas).

En este proceso el fotón incidente no es absorbido (Figura I.19), sino dispersado con un cambio de dirección y una pérdida de energía que es pequeña para ángulos de dispersión también pequeños y mayor para dispersiones más importantes.

Figura I.19. Dispersión Compton.

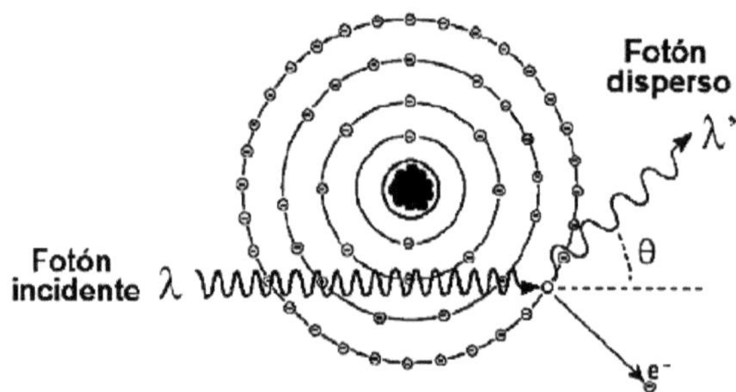

En mamografía se utilizan fotones con energías menores a 32 keV, en consecuencia, los ángulos de dispersión de los fotones son pequeños.

Cuando los ángulos de dispersión son pequeños los fotones dispersos no son eliminados por la rejilla antidifusora, y fácilmente alcanzan el receptor de la imagen introduciendo un velo a la imagen (pierde contraste).

El uso de la rejilla antidifusora ayuda a reducir la radiación dispersa a cambio de aumentar la dosis al paciente].

I.3.3 Efecto biológicos

Como es bien sabido, la unidad básica del organismo vivo es la célula. Los efectos biológicos de las radiaciones ionizantes derivan del daño que éstas producen en la estructura química de las células, fundamentalmente en la molécula de ADN (ácido desoxirribonucleico).
En el ADN se encuentra toda la información necesaria para controlar funciones celulares como el crecimiento, la proliferación y la diferenciación. Además, esta información se transmite a las células de la descendencia.

I.3.3.1 Mecanismos de daños a la célula

Cuando un sistema biológico (célula) es irradiado, se produce excitación o ionización al nivel de moléculas críticas que lo componen. La modificación de ese sistema se produce en este caso por acción directa de la energía depositada (efecto directo) en el ADN. También hay que considerar también que, los sistemas biológicos son esencialmente acuosos, de modo que la energía absorbida en ese volumen de agua generará moléculas intermediarias con gran reactividad química (radicales libres), dando lugar a los mecanismos secundarios de daño (efecto indirecto).

En las exposiciones a radiación de baja transferencia lineal de energía o baja LET predominan los efectos indirectos, mientras que en las exposiciones a radiación de alta LET, predominan los efectos debidos a mecanismos directos de daño.

Figura I.20. Efecto directo e indirecto sobre el ADN

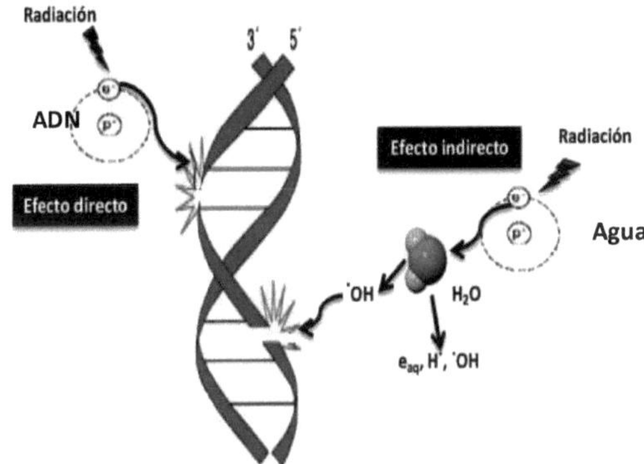

I.3.3.2 Clasificación de los efectos biológicos

Los efectos biológicos de la radiación se clasifican de acuerdo a su transmisión y a su naturaleza.

Tabla I.2. Clasificación de los efectos biológicos de los rayos X

CRITERIO	EFECTO
Transmisión	Somáticos
	Hereditarios
Naturaleza	Estocásticos
	Deterministas

Fuente: Extraído del CSN-CIEMAT-2006

I.3.3.2.1 Por su transmisión:

I.3.3.2.1.1 Efectos somáticos

Cuando afectan a las células que forman parte de los diferentes tejidos del cuerpo, excepto los tejidos reproductores. A mediano o a largo plazo, estos efectos pueden dar origen al cáncer y a cambios fisiológicos y estructurales degenerativos.

I.3.3.2.1.2 Efectos hereditarios

Llamados también efectos genéticos, se denominan así cuando se dan en las células germinales. Cualquier mutación que sufran estas células y que no comprometan su viabilidad, puede ser transmitida de una generación a otra.

I.3.3.2.2 Por su naturaleza:

I.3.3.2.2.1 Efectos estocásticos

Si como consecuencia de la irradiación, la célula no muere, sino que sufre una modificación en el ADN, podrán producirse los denominados efectos estocásticos. Estos efectos tienen lugar tras exposiciones a dosis o tasas de dosis bajas de radiación y la probabilidad de que ocurran (figura I.21), pero no su gravedad, aumenta al aumentar la dosis de radiación recibida. La gravedad de estos efectos depende de factores como el tipo de célula afectado y el mecanismo de acción del agente agresor que interviene. Existe cierta controversia sobre la existencia o no de dosis umbral para los efectos estocásticos.

La Comisión Internacional de Protección Radiológica, responsable de dictar las recomendaciones de protección radiológica, acepta que no existe una dosis umbral para el caso de efectos estocásticos, ya que considera que no se puede descartar, con la información de la que se dispone en la actualidad, que incluso a dosis muy bajas de radiación exista una probabilidad, aunque sea muy pequeña, de que la célula sea modificada.

Figura I.21. Efectos estocásticos en función de la dosis

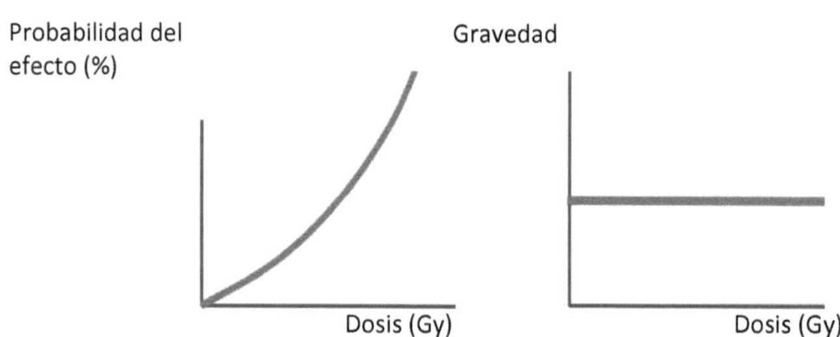

Los efectos estocásticos pueden ser hereditarios y somáticos. Si la célula que ha sido modificada tras la irradiación es una célula somática podría dar lugar, luego de un largo período de latencia, a la inducción de un cáncer (carcinogénesis) en el individuo que ha sido expuesto a la radiación, hablándose en este caso de efectos estocásticos somáticos. Si por el contrario la célula que se ha visto modificada tras la irradiación es una célula germinal (el óvulo en la mujer o la esperma en el varón), el efecto biológico no se pondrá de manifiesto en el individuo expuesto sino en su descendencia, hablándose en este caso de efectos estocásticos hereditarios.

Hasta el momento no se ha demostrado la inducción por radiación de enfermedades genéticas (hereditarias) en poblaciones humanas. Sin embargo, estudios experimentales realizados en plantas y animales demuestran claramente que la radiación puede inducir efectos genéticos.

I.3.3.2.2.2 Efectos deterministas

Puesto que para que tenga lugar un efecto determinista tiene que producirse la muerte de un número sustancial de células, existe una dosis umbral de radiación por debajo de la cual el número de células afectadas es insignificante para que ocurra efecto alguno.

Puesto que el número de células afectadas está en relación con la dosis, en este tipo de efectos la gravedad resulta proporcional a la dosis recibida (Figura I.22). Por tanto, esta propiedad y la existencia de una dosis umbral son las características más notables de los efectos deterministas.

Figura I.22. Efectos deterministas en función de la dosis

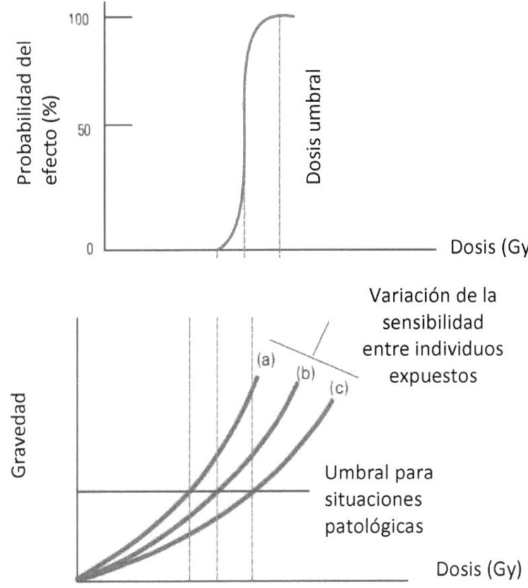

Los efectos deterministas ocurren tras exposición a dosis relativamente altas de radiación, y su aparición suele ser inmediata o tras un corto periodo desde la irradiación. Para describir los efectos deterministas se utiliza la magnitud dosimétrica, dosis absorbida (D), que es la energía absorbida por unidad de masa. Su unidad es el julio por kilogramo, que recibe el nombre especial de Gray (Gy). Los efectos nocivos de la radiación total del cuerpo comienzan a ser observables por encima de los 1 Gy. La radiación completa del cuerpo por encima de 1.25 Gy produce enfermedad bastante severa. Por encima de 2.5 Gy hay pérdida temporal del cabello, náuseas, inflamación superficial persistente de la piel. Suelen recobrarse en unos pocos meses. Por encima de 5 Gy de irradiación total del cuerpo, aproximadamente la mitad de los expuestos no sobreviven por encima de 21 días [10]. En la siguiente tabla se muestra una síntesis de los efectos estocásticos y deterministas.

Tabla I.3. Comparación entre los efectos estocásticos y deterministas

	EFECTOS ESTOCÁSTICOS	**EFECTOS DETERMINISTAS**
Mecanismo	Lesión Subletal (Una o pocas células)	Lesión Letal (Muchas células)
Naturaleza	Somática o Hereditaria	Somática
Gravedad	Independiente de la dosis	Dependiente de la dosis
Relación Dosis-Efecto	Lineal-Cuadrática; Lineal	Lineal-Cuadrática; Lineal
Dosis Umbral	No	Si
Aparición	Tardía	Inmediata o Tardía

Fuente: Extraído del CSN-CIEMAT-2006

I.3.4 Efecto fotográfico de los rayos X

Los rayos X, al igual que los rayos visibles, actúan sobre una emulsión fotográfica, de tal manera que, después de revelada y fijada fotográficamente, presenta un ennegrecimiento o densidad fotográfica, la cual lleva el nombre de radiografía.

I.4 La mamografía

I.4.1 Generalidades

La mamografía es el examen radiológico más confiable que ayuda en la detección del cáncer precoz de mama en mujeres asintomáticas y contribuye al diagnóstico del cáncer en mujeres sintomáticas o de alto riesgo.

En realidad, el análisis de una mamografía va en busca de patologías como micro calcificaciones, nódulos, asimetrías estructurales o zonas de distinta densidad que puede convertirse en tumores malignos.

Los mamógrafos, como equipos de rayos X dedicados a la realización de mamografías, aparecieron a finales de los años 60, y desde entonces hasta ahora han ido evolucionando progresivamente con el objeto de conseguir una calidad de imagen cada vez más alta y un mejor diagnóstico a unas dosis de radiación razonables.

Para permitir las distintas proyecciones necesarias, el tubo de rayos X y el receptor de imagen van montados sobre un brazo que, típicamente permite la rotación en un plano.

El sistema (Figura I.23) incorpora también un dispositivo de compresión, necesario para reducir el volumen y disminuir la radiación dispersa, así como otros elementos necesarios y que irán detallándose en los puntos siguientes.

Figura I.23. Mamógrafo.

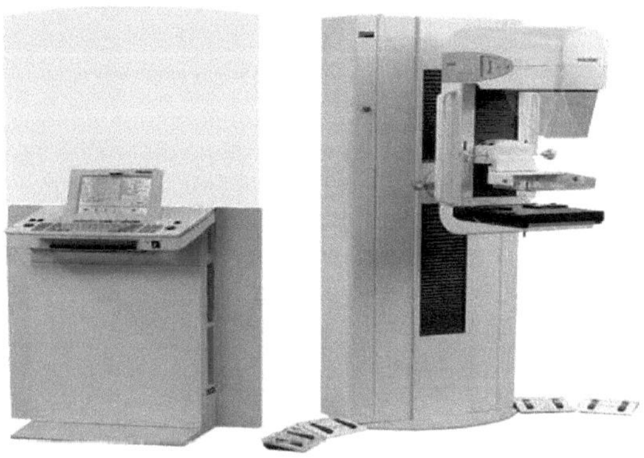

Se debería efectuar una mamografía de base a partir de los 35 años, y se debe realizar una por año a partir de los 40 años, en mujeres asintomáticas y sin antecedentes familiares de cáncer de mama. En casos de antecedentes familiares, especialmente si presentaron esta enfermedad antes de los 50 años, los estudios mamográficos deberían comenzar 10 años antes de la edad de presentación del caso en cuestión. Mientras no haya suficiente información, la edad límite para sugerir finalizar los controles mamarios, debe ser evaluada en cada caso en particular. Puesto que todavía no hay forma de predecir quién desarrollará cáncer de mama y quién no, todas las mujeres deberían ser estimuladas a su evaluación antes que haya cualquier signo o síntoma de la enfermedad [11].

I.4.2 Equipo de rayos X para mamografía

Los equipos para mastografía y los dedicados a otros exámenes de rayos X cuentan con diferencias, debido a la anatomía y composición de la mama, considerando su forma cónica, espesor disminuye en forma considerable desde la pared del tórax hasta su forma cónica, el pezón y se compone esencialmente por tres tejidos: piel, grasa y tejido fibro-glandular. Los tejidos y estructuras poseen composiciones químicas y densidades muy parecidas entre sí; por tal motivo, para poder diferenciarlos en una imagen radiológica es necesario utilizar fotones de baja energía y focos más pequeños que los de los equipos convencionales (inferiores a 0,4 mm). Esto ha obligado a utilizar equipos especiales con sistemas de compresión para uniformizar su espesor.

I.4.2.1 Generador

Los tubos de rayos X se alimentan a partir de la red de energía eléctrica de 220 voltios de corriente alterna y a través de un alternador, la tensión se incrementa hasta el valor deseado, pero conservando la misma variación alterna de la tensión. La diferencia de potencial se rectifica, es decir, se elimina la parte negativa puesto que el tubo de rayos X, necesita para acelerar los electrones, un potencial continuo. Existen distintas formas de rectificación y, en consecuencia, distintos tipos de generadores: monofásicos, trifásicos, de alta frecuencia. El tipo de rectificación hace que la calidad del haz y su poder de penetración sean distintos a la igualdad de tensión seleccionada.

La mayoría de los equipos actuales tienen generadores de alta frecuencia que generan, la igualdad de tensión, con haces de rayos X de energía media más alta que los antiguos equipos con generadores monofásicos o trifásicos.

I.4.2.2 Fuente de rayos X

La fuente de rayos X consta de un tubo con su envoltura protectora o coraza. La función de la coraza es la de proteger al paciente y al operador de descargas eléctricas y atenuar los rayos X, que emergen por zonas distintas a la ventana del tubo (radiación de fuga). La fuente de rayos X incluye también un sistema de refrigeración, filtro y un colimador o sistema de limitación del haz de radiación.

El tubo de rayos X cuenta con un emisor de electrones (cátodo), un blanco en el que inciden los electrones (ánodo) y una envoltura que puede ser metálica o de vidrio con zonas aislantes para el cátodo y/o el ánodo. En esta envoltura existe una pequeña zona, por la que emerge el haz útil de radiación, denominada ventana. En la mayoría de los tubos de mastografía la ventana es de berilio, ya que la ampolla de vidrio puede dar lugar a una excesiva filtración del haz.

En la Figura I.24, el cátodo o filamento del tubo está situado en la parte más próxima a la pared del tórax, para aprovechar la mayor intensidad del haz en la zona del cátodo (efecto anódico).

Figura I.24. Diagrama simplificado de un tubo de rayos X en mamografía

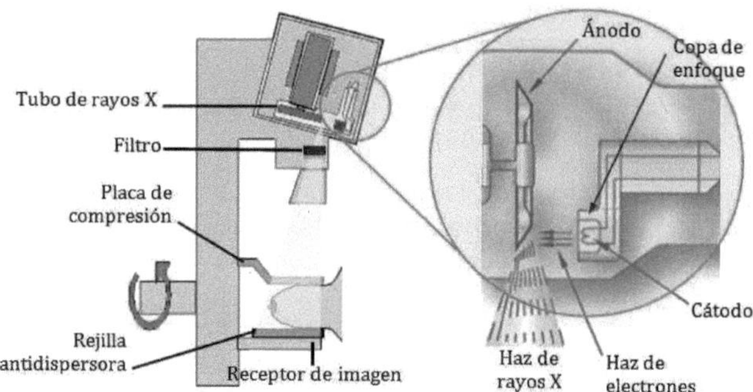

I.4.2.3 Material del Ánodo y Filtración

Para obtener un alto contraste es necesario utilizar haces de energía baja efectiva, y por ello se recomiendan utilizar tensiones comprendidas entre 25 y 35 kVp.

Además de la tensión seleccionada, en la calidad del haz, influye de manera importante el material del ánodo y el tipo de filtro. Los tubos más antiguos tenían ánodos de volframio y filtros de aluminio; los modernos usan ánodos de molibdeno (Mo) con ventana de berilio (Be) y filtros de molibdeno y aluminio (Al).

En la actualidad se fabrican también tubos para mastografía con ánodo de volframio, volframio-molibdeno o molibdeno-rodio y varios filtros (Mo, Al, Rh, etc.) con el fin de optimizar, la relación calidad de imagen/dosis en función del espesor y composición de la mama.

La ventaja de los ánodos de molibdeno frente a los de volframio puede verse en la Figura I.25, en la que aparecen los espectros de rayos X, emitidos por ambos tipos de ánodos. La radiación característica de 17,9 y 19,5 keV emitida por el Mo proporciona un mejor contraste que el espectro continuo, producido por el volframio.

Figura I.25. Espectro de emisión para un tubo con ánodo de molibdeno a 30 y 50 Kv

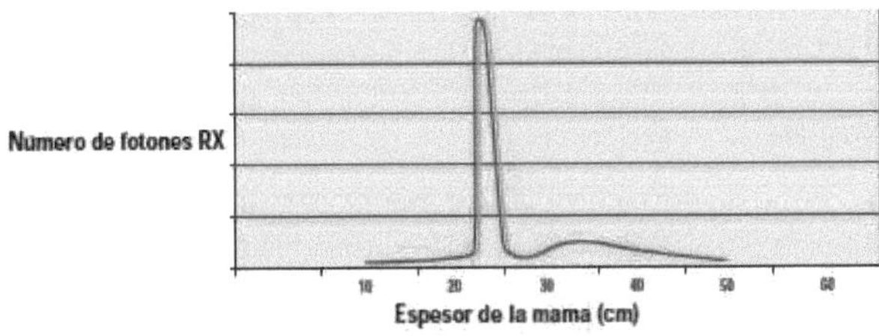

Fuente: (R. BRICH, M. MARSHALL AND G.M. ARDRAN).
"Catalogue of Spectral Data for Diagnostic X-rays". Hospital Physicists´Association, 1979).

El efecto de la filtración puede verse en la Figura I.26. El uso de un filtro delgado de Mol (0,03-0,06 mm), en combinación con los espectros generados en cualquiera de los ánodos comentados anteriormente, elimina parcialmente la parte del espectro por encima de 20 kV. Por el contrario, el uso de un filtro de Al con un ánodo de Mo elimina preferentemente la radiación característica, con respecto a la radiación de alta energía del espectro, con lo cual endurece el haz y reduce el contraste.

El filtro de Mo cumple también el propósito de eliminar los fotones con energía por debajo de 15 kV, por ser absorbidos totalmente por la mama, no contribuyen a la exposición de la película y sí a la dosis de radiación [12].

Figura I.26. Haz de rayos x producidos en ánodos de molibdeno y volframio filtrados Con distintos filtros. Todos los haces han sido producidos a 28kv

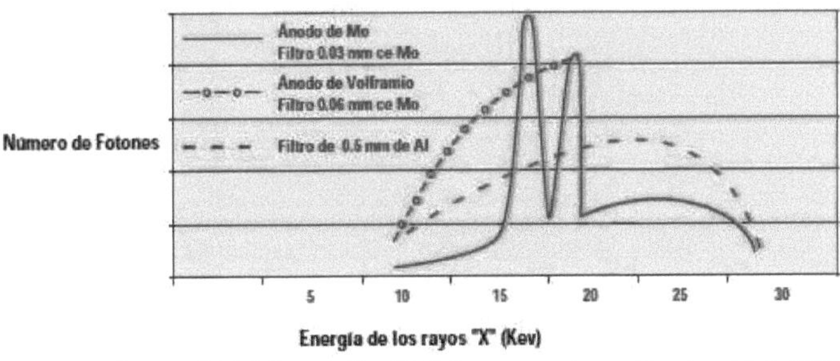

Fuente: (NCRP Report No. 85. "Mammography – a User´s guide". 1986).

I.4.2.4 Focos

Los equipos modernos poseen habitualmente dos focos de distinto tamaño.

- El más grande, cuyas dimensiones nominales han de ser inferiores a 0,4 x 0,4 mm, se usa para obtener las imágenes de la mama en contacto con el "bucky".

- El foco más pequeño debe utilizarse, exclusivamente, para las técnicas de magnificación y sus dimensiones nominales deben ser inferiores a 0,15 x 0,15 mm. Los focos de dimensiones tan pequeñas son difíciles de obtener y muy críticos de medir, por lo que la tolerancia establecida para el tamaño del foco es relativamente amplia. La nitidez de la imagen está relacionada con el tamaño del foco.

I.4.2.5 La Rejilla

La rejilla tiene como objetivo reducir la cantidad de radiación dispersa que alcanza la película. Está formada por delgadas láminas de plomo (Pb) embebidas dentro de un material mucho más ligero y cubierto todo ello por una envoltura de fibra de carbón.

En la Figura I.27 puede verse la disposición del "bucky", en cuyo interior se mueve la rejilla y en la Figura I.28, se muestran las láminas de plomo y el material intermedio.

Figura I.27. Disposición del "bucky ". La flecha indica dirección de movimiento de la rejilla

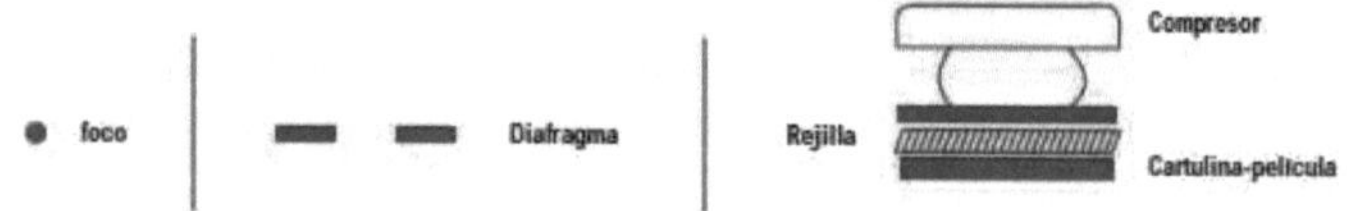

Figura I.28. Detalle de una rejilla mastografía. h = altura de la lámina de plomo;

d = anchura de la lámina; d es el grosor de material intermedio entre dos láminas consecutivas.

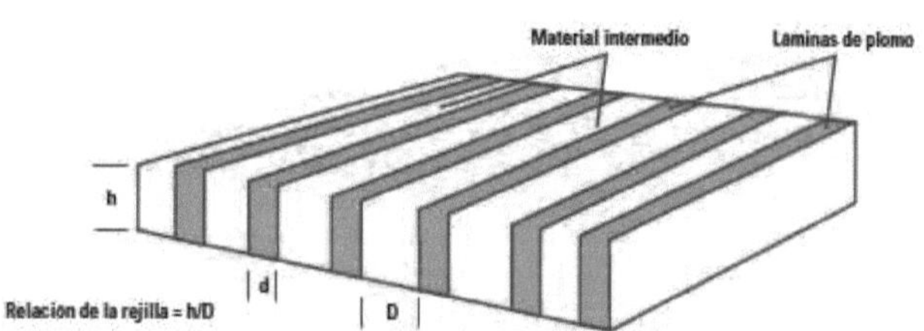

En la actualidad, las rejillas utilizadas en mastografía son rejillas recíprocas; es decir, rejillas que se mueven durante la exposición en lugar de permanecer estacionarias, para evitar que su imagen sea visible en la película. En muchos equipos el movimiento de la rejilla se inicia cuando el ánodo empieza a rotar. Las rejillas mastográficas están focalizadas para la distancia foco-imagen (DFI), utilizada en el equipo (Figura I.29).

Figura I.29. Rejilla focalizada. Las rejillas focalizadas se construyen de modo que las láminas de plomo quedan paralelas a la dirección del haz a lo largo de toda la película

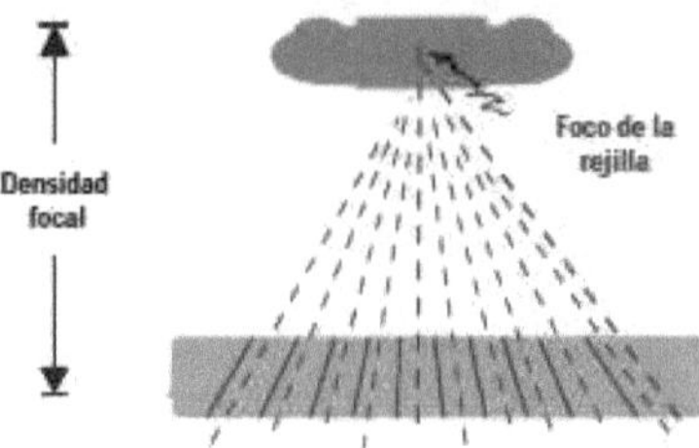

Todas las rejillas se caracterizan por la relación de rejilla, el número de láminas por cm y el tipo de material que se encuentra entre las láminas de plomo.

I.4.2.6 Control Automático de Exposición (C.A.E)

Las imágenes mastográficas deben tener una densidad óptica adecuada ya que, si están subexpuestas o sobreexpuestas, las estructuras de la mama no se observan con el contraste necesario y pueden perderse información o quedar ocultas pequeñas masas tumorales.

El Control Automático de Exposición (CAE) es un dispositivo diseñado para proporcionar imágenes clínicas, con la Densidad Óptica (DO) deseada, independientemente de las características de la mama y de la técnica utilizada (kV, foco, etc.). Consiste en un detector de radiación colocado en la parte inferior del "bucky", de tal forma que queda situado debajo del chasis. El detector tiene habitualmente forma de D, con un área de 10 cm y puede desplazarse desde la posición más próxima a la pared del tórax, hasta posiciones próximas al pezón para poder colocarlo bajo la región glandular de la mama.

Actúa cortando el haz de radiación (tiempo de exposición), cuando la exposición detectada ha alcanzado el valor necesario para producir una imagen con la DO requerida. Para ello, el servicio técnico ajusta el sistema en función del valor de la DO del conjunto cartulina-película y del procesado de la imagen. Los equipos modernos permiten seleccionar distintos ajustes para varias películas o para aumentar o disminuir la DO de la imagen.

Figura I.30. Posición relativa del dispositivo de control automático de exposición

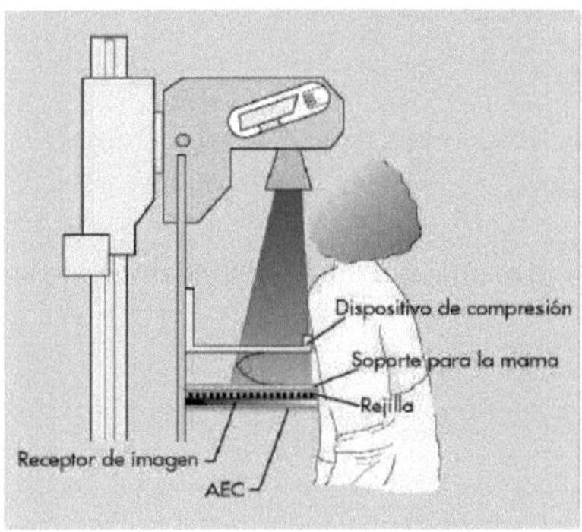

I.4.2.7 Sistema de Compresión

En la actualidad se utilizan compresores de plástico, cuya base es paralela al plano de la imagen y forma un ángulo de 90° con la pared del tórax. Como se observa en la Figura I.31, la compresión reduce el espesor de la mama y aumenta su superficie. En consecuencia, no se modifica su volumen ni tampoco su densidad. Al disminuir el espesor disminuye la radiación dispersa y aumenta la transmisión del haz por lo que la relación entre ambas magnitudes se incrementa.

Figura I.31. Efecto de la compresión sobre el espesor de la mama y sobre la radiación dispersa

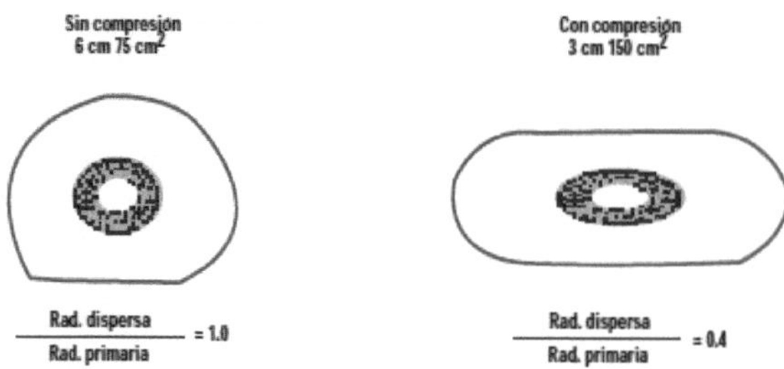

En la Figura I.31 se comparan los dos tipos de compresión más habituales. En la Figura I.32a se muestra la compresión global de la mama y en la Figura I.32b una compresión localizada.

Figura I.32. Comparación entre (a) compresión global de la mama y (b) compresión localizada

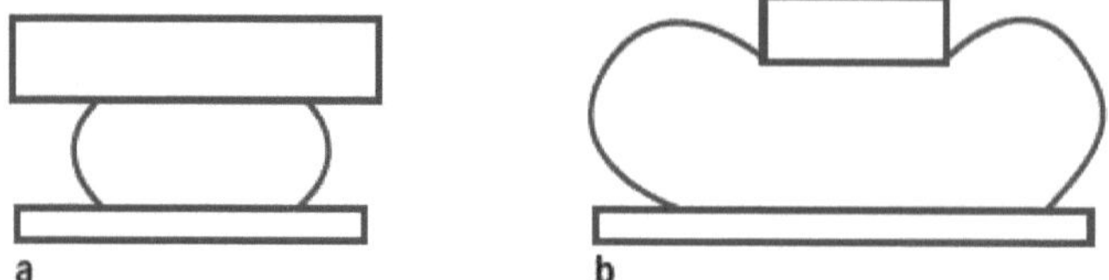

Con la compresión de la mama se consigue:

- Disminuir la atenuación y la cantidad de radiación dispersa.
- Uniformizar el espesor de la mama.
- Aumentar el contraste.
- Aumentar la resolución.
- Mejorar la visualización de las estructuras internas.
- Disminuir la dosis.

Una compresión firme de la mama es, por tanto, fundamental para mejorar la calidad de la imagen y reducir la dosis.

I.4.3 Mamografía convencional y digital

Como ya se ha indicado anteriormente, la exploración mamográfica tiene características que la hacen única dentro del entorno de la radiografía.

Y justamente algunas de estas características son las que hacen más o menos aconsejable la utilización de sistemas digitales de adquisición como sustitución de la combinación película-pantalla. Para la detección precoz del cáncer de mama es absolutamente imprescindible que la imagen tenga unos valores mínimos de resolución y de contraste.

Con la película mamográfica pueden alcanzarse resoluciones espaciales muy superiores a las que se alcanzan con los sistemas digitales actuales.

En ellos, la resolución está limitada por el tamaño de píxel que, en el mejor de lo casos, consigue alcanzar una resolución próxima, aunque siempre inferior a la de la combinación película-pantalla. Esta limitación de los sistemas digitales hace que la incorporación de la mamografia digital se haya retrasado considerablemente frente al resto de la radiología.

Sin embargo, además de las ventajas ya sabidas de los sistemas digitales, en mamografía hay otro aspecto de la calidad de imagen en que el sistema digital sí puede superar al convencional: la resolución de contraste. Ya hemos dicho que en el sistema convencional la película actúa tanto de detector como de sistema de visualización.

Por ello y para no perder detectabilidad, por ejemplo, en las zonas glandulares de la mama, es necesario limitar el contraste de la película mamográfica. Sin embargo, en un sistema digital, al ser independientes los procesos de captura y visualización, es posible realizar un post-procesado de la imagen de modo que se enfatice el contraste en las zonas de interés, aunque estas a veces tengan densidades muy diferentes.

En definitiva, con un sistema digital se obtienen imágenes con una resolución de contraste muy alta sobre toda la superficie de la mama, lo que resulta suficiente para alcanzar la calidad de imagen del sistema convencional, aunque sea con una resolución espacial menor. De hecho, hoy en día, existe un consenso generalizado en la comunidad científica en que la calidad de imagen clínica de la mamografía digital es al menos semejante a la analógica e incluso superior en ciertos casos (mamas muy densas, etc.) [13,14].

Además, la mamografía digital permite la introducción de nuevas aplicaciones que potencian y mejoran el papel y la capacidad de la propia mamografía, terminando con algunos de los problemas irresolubles de la misma. Por ejemplo, la tomo síntesis es una técnica que utiliza la plataforma de la mamografía digital y que permite la mejora de la visibilidad de las lesiones que se ven enmascaradas en la imagen mamográfica normal por la superposición de los distintos tejidos mamarios. Para ello se obtienen una serie consecutiva de imágenes de baja dosis de la mama con el tubo de rayos X haciendo un barrido en distintos ángulos en torno a ella.

Las imágenes así adquiridas se procesan posteriormente para obtener vistas de los distintos planos tomográficos de la mama. Así, se puede detectar o confirmar la presencia de posibles patologías, la profundidad y forma de las mismas, etc. También se han desarrollado sistemas de sustracción digital con contraste y técnicas de energía dual, con el fin de obtener imágenes funcionales de los procesos patológicos.

Están en desarrollo nuevas aplicaciones (TC de mama, PET de mama, etc.) que en un futuro próximo podrán incorporarse con una cierta probabilidad a los sistemas actuales de diagnóstico de la mama por la imagen.

Hay otros aspectos también interesantes en la mamografía digital, como pueden ser los desarrollos de los sistemas denominados CAD (de ayuda al diagnóstico), en los que el propio ordenador realiza un análisis de la matriz de datos de la imagen con la idea de detectar posibles lesiones, micro-calcificaciones, etc, y resalta determinadas zonas susceptibles de existencia de patología en la imagen. De esta manera el radiólogo puede realizar una segunda lectura de la imagen enfocando su atención a dichas zonas, una vez que en una primera lectura ha realizado un barrido de toda la imagen.

I.4.4 Técnica radiográfica

La técnica radiológica manejada por el operador consta básicamente de tres parámetros seleccionables:

a) La tensión, kilovoltaje pico, o simplemente kilovoltaje. Es la alta tensión que el generador va a establecer entre cátodo y ánodo. Determina la energía con la que los electrones van a desplazarse del cátodo al ánodo. En el espectro, desplaza el punto de máxima energía del haz hacia la derecha (si aumentamos kV) o hacia la izquierda (si disminuimos kV). Como veremos, el uso de uno u otro kV va a afectar a la exposición que llegue al receptor, pero también al contraste inherente que el haz de rayos X transmite a la imagen.

b) La corriente de tubo o mili-amperaje es la cantidad de electrones que se desplazan por unidad de tiempo del cátodo al ánodo. A mayor corriente de tubo, más fotones en el haz y más exposición en el receptor de imagen; su variación no afecta en este caso al contraste inherente del haz de rayos X.

c) El tiempo de exposición se selecciona cuando se adquieren imágenes. En escopía no hay tiempo que seleccionar previamente.

El producto corriente de tubo (mA) x tiempo (s) es el que determina la cantidad de fotones totales que habrá contenido el haz. Normalmente la imagen será la misma para alto mA y bajo tiempo o viceversa. Habitualmente se prefieren los tiempos cortos para evitar movimientos del paciente (ya sean voluntarios o involuntarios) que provocarían obtención de imágenes "movidas" que deberían rechazarse y repetirse (**Ver anexo A**).

I.4.5 Posicionamiento mamográfico

Los programas de detección precoz del cáncer de mama han sido diseñados con el fin de reducir la mortalidad, alcanzándose cifras en torno al 25-30% de reducción. Actualmente todos los programas de detección precoz se sustentan sobre la técnica que por coste, efectividad y reproductibilidad ofrece más garantías y esa técnica en el cáncer de mama es la mamografía. De la calidad de la mamografía en todas las vertientes, va a depender la eficacia del programa de cribaje. El "arte" logrado en el posicionamiento, contraste de la placa, comprensión, etc., etc., hará posible la detección y percepción de lesiones sutiles que logran que un cáncer precoz o temprano sea detectado. El técnico del programa como primer eslabón de la cadena debe ser capaz de conseguir un adecuado posicionamiento de la paciente y ser el primer filtro de control de calidad sabiendo reconocer las deficiencias de la mamografía y lograr su adecuada corrección.

Como norma general se emplean dos proyecciones por mama, un cráneo-caudal y otro oblicuo medio- lateral, dado que son complementarias, con el fin de abarcar todo el tejido mamario (**Ver Anexo B**).

I.5 Control de calidad en mamografía

I.5.1. Introducción

Consiste en una serie de pruebas que se realizan para verificar si el equipo funciona correcta o incorrectamente, y cumple con las especificaciones. Existe un control de calidad de ACEPTACION cuando el equipo está nuevo, luego Periódico y de Mantenimiento.

El funcionamiento de los equipos debe contar con la licencia pertinente entregada por el organismo responsable de las radiaciones (OTAN-IPEN) y renovada periódicamente. Además, deberá estar colocada en los ambientes para que represente la seguridad a los pacientes y al personal que trabaja en el área.

Adicionalmente, el personal de tecnólogos deberá contar con su licencia personal. El médico radiólogo del área de mamografía deberá contar con título y registro de especialista, con experiencia mínima de lectura de 5000 mamografías, 1000 ecografías y 50 resonancias de mama. Además, deberá contar con capacitación continua en el tema.

Para cumplir con todos estos requisitos se puede organizar un programa de garantía de calidad, basado en que los controles diarios, semanales y mensuales estén a cargo del personal de radiodiagnóstico, mientras que los controles menos frecuentes queden a cargo del experto calificado en física de radiodiagnóstico, quien así mismo puede hacer el asesoramiento y evaluación de todos los resultados de las pruebas hechas desde la visita anterior.

El control de calidad de los equipos de mamografía debe realizarse en unas condiciones concretas que facilitan la reproducibilidad de la medida; estas condiciones de medida se llaman condiciones de referencia. Otras medidas se realizan en condiciones clínicas al objeto de obtener resultados para una mama promedio.

Los parámetros a seleccionar en las condiciones de referencia o en las condiciones clínicas están en la siguiente tabla:

Tabla I.4. Parámetros a seleccionar en las condiciones de referencia y en las condiciones clínicas.

Parámetros a seleccionar	Condiciones de referencia	Condicione Clínicas
Foco	Grueso	Grueso
Rejilla	Si	Si
Compresor	Dentro del Haz y en Contacto con el maniquí	Dentro del haz y en contacto con el maniquí
Posición del detector del CAE	La que más se aproxime a la densidad óptica de Referencia.	La que habitualmente se utilice en la práctica clínica para una mama promedio.
Posición del sector de densidades ópticas del CAE	La que más se aproxime a la densidad óptica de referencia	La que habitualmente se utilice en la práctica clínica.
Tensión del Tubo	28KV	La que habitualmente se utilice en la práctica clínica.
Densidad Óptica de la imagen	1,0+base+velo, medida sobre una imagen del maniquí estándar en el punto de referencia.	La habitual en las imágenes clínicas, medida sobre una imagen del maniquí estándar en el punto de referencia.

Fuente: Fundamentos de Física Médica. Volumen 2. Bases físicas, equipos y control de calidad en radiodiagnóstico

El responsable del control de calidad será el médico radiólogo encargado del área de mamografía. Sus funciones serán:

a) Elaborar un protocolo de trabajo y manual de procedimientos en el área de mamografía.
b) Asegurar que los tecnólogos tengan colegiatura, formación adecuada, cursos de educación continua en mamografía y experiencia en la toma de diferentes incidencias del examen.
c) Motivar, supervisar y. dirigir todos los aspectos pertinentes al programa de control de calidad en el área de mamografía.
d) Designar a un tecnólogo como responsable primario en control de calidad con el fin de que ejecute las pruebas requeridas y además supervise la ejecución de las pruebas que fueran delegadas a otros individuos.
e) Asignar a un físico médico la tarea de supervisar los componentes de control de calidad relacionados con equipos y ejecutar las pruebas físicas correspondientes.
f) Designar una persona calificada para supervisar los programas de protección radiológica para empleados, pacientes y otras personas del área.
g) Establecer el uso del protocolo de informe de mamografía basado en la terminología del BIRADS (American College of Radiologists, ACR).

Existen varios protocoles que establecen criterios de referencia en el control de calidad, así tenemos:

- Protocolo Español de Control de Calidad en Radiodiagnóstico (PECCR)
- Protocolos de Control de Calidad en Radiodiagnóstico - IAEA / ARCAL XLIX
- Control de Calidad en Mamografía - ARCAL / IAEA

I.5.2 Protocolo Español de Control de Calidad en Radiodiagnóstico

El objetivo del protocolo español de control de calidad en un servicio de diagnóstico por imagen (exceptuando los aspectos relacionados con la medicina nuclear), propuesto por las sociedades españolas de Física Médica, de Protección Radiológica y de Radiología Médica, es el de establecer las pruebas de control de calidad en equipos de diagnóstico por imagen así como criterios para que su utilización se haga de forma eficiente posibilitando la obtención de imágenes de alta calidad diagnóstica con el menor riesgo posible al paciente y al personal de operación.

El documento se estructura en cuatro partes. En la primera se describe la filosofía general del protocolo, se define su ámbito de aplicación, su modo de utilización y se introducen conceptos generales relacionados con el tipo y carácter de las pruebas de control de calidad propuestas, el personal encargado de realizarlas y sus implicaciones en la garantía de calidad.

En la segunda parte se introducen y detallan procedimientos para establecer indicadores de calidad directamente relacionados con los procedimientos y protocolos clínicos aplicados. Los indicadores de calidad incluidos en el protocolo son: tasa de rechazo de imágenes, calidad de imagen clínica y dosimetría al paciente. El resultado de estos controles permite obtener información sobre la práctica clínica, evaluar la eficacia del propio control de calidad de los parámetros técnicos y obtener información para adecuar los controles de calidad a la práctica clínica real.

La tercera parte trata sobre los criterios clínicos de la calidad de la imagen y la perspectiva del radiólogo encuadrada en el ámbito de la protección radiológica. Una actuación radiológica de calidad, desde el punto de vista clínico, se fundamenta en el conjunto de criterios o atributos que deben concurrir en el proceso radiológico para que el resultado final cumpla los criterios homologados de calidad, los cuales se sustentan sobre cinco grandes pilares: el diagnóstico útil, la calidad de imagen, la seguridad del paciente, el tiempo de respuesta y la satisfacción del usuario.

En la cuarta parte del documento se describen las pruebas de control de calidad a las que se somete el equipamiento.

Las pruebas de control de calidad en un equipo mamográfico según este protocolo son:

- Parámetros geométricos.
- Calidad del haz.
- Tiempo de exposición.
- Rendimiento.
- Rejilla.
- Control automático de exposición (CAE).
- Sistema de comprensión.
- Detector
- Calidad de Imagen.
- Dosimetría.

Cada una de estas pruebas comprende otras pruebas. Para más detalles técnicos revisar el **Anexo C**

I.5.3 Protocolos de Control de Calidad en Radiodiagnóstico IAEA / ARCAL XLIX.

El proyecto ARCAL XLIX propone mecanismos concretos de implantación de las Normas Básicas de Seguridad Radiológica y en particular proponiendo en particular protocolos de control de calidad para cada uno de los campos de aplicación de la radiología, los cuales deben ser puestos en marcha inicialmente en los Centros de Referencia seleccionados en cada uno de los países participantes (América Latina y el Caribe).

Los protocolos propuestos serán entonces, aplicados, evaluados y perfeccionados con el objetivo final de proveer a la región de protocolos unificados, adaptados a sus necesidades, a la organización particular de sus servicios de radiodiagnóstico, a la vez que el personal involucrado se capacita en cursos regionales y en reuniones de evaluación y análisis.

Este documento fue diseñado de modo que permita su utilización en las pruebas mínimas de aceptación y comisionamiento de equipos nuevos como también en las pruebas de constancia efectuadas periódicamente. Las pruebas de aceptación y comisionamiento de los equipos deben confirmar la conformidad con la reglamentación técnica nacional (o con las guías del Arcal XLIX) y con los patrones del fabricante. Los resultados obtenidos son también útiles para definir los valores de base (o referencia) para las pruebas de constancia o acompañamiento del desempeño de cada equipo

Las pruebas de control de calidad en un equipo mamográfico según este protocolo son:

- Levantamiento radiométrico.
- Radiación de Fuga
- Sistema de colimación
- Determinación de la distancia foco - película
- Exactitud y Repetibilidad del Valor Nominal de la Tensión del Tubo.
- Capa hemirreductora
- Rendimiento, Repitibilidad y linealidad de la exposición.
- Repetibilidad de los Tiempos de Exposición.
- Evaluación del Control Automático de Exposición (Cae).
- Evaluación de la calidad de imagen.
- Dosis de entrada en la piel

I.6 Dosimetría en mamografía

Por radiaciones ionizantes se entienden aquellas que son capaces de ionizar o excitar átomos por medio de las interacciones por todos ya conocidas.

Para tratar de explicar los efectos de dichas radiaciones sobre los tejidos y en general sobre los seres vivos, aparte de conocer los mecanismos de interacción, es necesario conocer en cada punto la energía impartida por unidad de masa pues de ello dependerá en primera instancia su respuesta biológica.

Determinar esta cantidad de energía y su distribución es de lo que se ocupa la dosimetría de la radiación. Necesitamos pues no sólo conocer cómo se producen las interacciones sino también que efectos producen en cada punto.

Desde el punto de vista de un material biológico, conocer la deposición de energía a través de la dosis absorbida permite evaluar los efectos sobre los componentes de dicho material.
En este tema se recogen las principales magnitudes dosimétricas utilizadas en radiodiagnóstico.

Las magnitudes dosimétricas utilizadas en mamografía son las siguientes [18,19]:

a) Kerma en aire en la superficie de entrada sin retrodispersión (ESAK).
b) Dosis absorbida en aire en la superficie de entrada de la mama con retrodispersión (DSE).
c) Dosis glandular media en la mama (DGM).

Estas tres magnitudes se han convertido actualmente en magnitudes de referencia en la dosimetría de la mama. Si bien todas se relacionan con la dosis final impartida a una paciente, se han de clarificar algunos detalles:

- Las dos primeras magnitudes se diferencian únicamente en el denominado factor de retrodispersión (FRD, adimensional), esto es, el cociente entre la dosis absorbida medida en aire a la entrada de un determinado material (en este caso, el tejido de la mama) y kerma en aire medido bajo idénticas condiciones en ausencia del material dispersor (en este caso, sin mama). Así pues, la relación entre estas magnitudes será la siguiente:

$$DSE = FRD.ESAK\ (Gy) \qquad (I.4)$$

Para las calidades de haz utilizadas en radiodiagnóstico los factores de retrodispersión varían entre 1,3 y 1,4 de forma que en la mayoría de los casos puede utilizarse sin error apreciable un valor único medio de 1,35. Y para mamografía el factor de retrodispersión es aproximadamente 1,09. Por lo tanto, la DSE se puede expresar del modo siguiente:

$$DSE = 1{,}09.ESAK\ (Gy) \qquad (I.5)$$

- La dosis glandular media, tercera magnitud utilizada, es el mejor estimador de riesgo de carcinogénesis y, por tanto, ha de convertirse en el principal indicador en la dosimetría de la mama. En lo referente al procedimiento que se sigue para su estimación. La DGM se obtiene a partir de la corrección del ESAK mediante unos factores adimensionales. Como quiera que la obtención de estos factores mediante un método empírico a partir de sujetos reales es evidentemente imposible, se obtienen mediante simulación con métodos de Monte Carlo y posterior comprobación empírica con modelos.

- Los valores numéricos obtenidos dependen tanto de factores que tienen en cuenta la calidad del haz (tensión, filtración y material constitutivo del ánodo) como de factores propios de la mama (espesor y composición), por lo que para dicha estimación se deberán conocer en detalle algunos de ellos (tensión, capa hemirreductora en cada tensión (CHR), material constitutivo del ánodo y espesor de la mama comprimida) y se tendrán que realizar aproximaciones sobre otros (composición de la mama).

El "European Protocol on Dosimetry in Mammography" de 1996 constituye el documento más detallado y específico en dosimetría de los que se van a citar en esta revisión. En él, desde un primer momento se hace especial hincapié en diferenciar claramente, a efectos de todo lo que en él se va a relacionar, la dosis absorbida en aire (con retrodispersión) y el kerma en aire (sin retrodispersión).

Dado que se trata de un documento específico de dosimetría en mamografía, detalla no sólo los métodos de estimación de la dosis absorbida y de kerma, ambos en aire, sino que también los relaciona con las disponibilidades materiales y organizativas con que se cuenta.

En lo que se refiere a los valores de referencia, este documento establece límites para las magnitudes de ESAK y dosis glandular media con maniquí y valores de referencia para ESAK y dosis glandular media a pacientes reales; además, dado su carácter monográfico, refiere exhaustivamente tanto procedimientos como, lo que es tan importante como los procedimientos, los parámetros técnicos que permiten una interpretación correcta de los resultados (espesores, ennegrecimientos, etc.)

Para más detalles sobre protocolos y métodos dosimétricos revisar el **Anexo D**.

I.7 Legislación peruana en materia de radiodiagnóstico

Con la finalidad de garantizar la calidad de los procesos relativos a la prevención y detección del cáncer de mama, se realizarán sistemáticamente evaluaciones de dichos procesos. La metodología utilizada será inicialmente la supervisión, para pasar luego a un sistema de auditoria interna, cuya orientación dependerá del objeto de la evaluación.

El INEN, en coordinación con la Dirección General de Salud de las Personas, a través de la Dirección Ejecutiva de Calidad en Salud, será el encargado de implementar el Sistema de Garantía de la Calidad en los procesos utilizados para la promoción de la salud, prevención, detección y diagnóstico temprano del Cáncer de Mama, con apoyo técnico y participación del IPEN y las sociedades científicas.

En el País se carece de un censo nacional de los equipos de rayos X empleados en la práctica mamográfica, de programas de aseguramiento de la calidad en los servicios de mamografía y de criterios de la calidad de la imagen. Todos estos aspectos hacen que sea necesario desarrollar un protocolo de control de calidad específico, elaborado por el INEN en colaboración con el IPEN y la Sociedad de Radiología para las instalaciones de mamografía, que abarque todos los elementos que puedan afectar a la formación de la imagen y, por tanto, a su calidad, así como a la dosis de radiación; protocolo que exige la participación de todos los profesionales involucrados: físicos médicos, médicos radiólogos y tecnólogos médicos.

El Instituto Peruano de Energía Nuclear (IPEN), a través de la Oficina Técnica de la Autoridad Nacional (OTAN), es el órgano de línea y la unidad técnica responsable de regular, autorizar, controlar y fiscalizar el uso seguro de la fuente de radiación ionizante relativos a seguridad radiológica y nuclear, transporte, protección física y salvaguardias de los materiales nucleares en el territorio nacional.

La Norma Técnica N° I.R.003.2013 "REQUISITOS DE PROTECCIÓN RADIOLÓGICA EN DIAGNÓSTICO MÉDICO CON RAYOS X" [21], aprobada el 3 de Junio del 2013, establece los requisitos administrativos, requisitos de seguridad, exposición ocupacional, exposición médica, exposición del público entre otros (**Ver Anexo F**).

Tabla I.5. Límites de dosis recomendados por la ICRP

	DOSIS EFECTIVA	DOSIS EQUIVALENTE
Trabajador expuesto (T.E)	100 mSv/ 5 años	Cristalino: 150 mSv/año Piel: 500 mSv/año Manos, antebrazos, pies y tobillos: 500 mSv/año
Público	1 mSv/año	Cristalino: 15 mSv/año Piel: 50 mSv/año
Estudiantes	Mayores de 18 años: Límites de los T.E	
	Entre 16 y 18 años: 6 mSv/año; Cristalino: 50 mSv/año; piel, manos, etc.: 150 mSv/año	
	Otros: Límite de los Miembros del público	

Fuente: Comisión Internacional en Protección Radiológica ICRP

CAPÍTULO II
MATERIALES Y METODOS

CAPÍTULO II
MATERIALES Y MÉTODOS

II.1 Materiales

La instalación de mamografía donde se han llevado a cabo los ensayos más representativos ha sido la del Servicio de Radiodiagnóstico del Hospital Nacional "Almanzor Aguinaga Asenjo"; este servicio cuenta con una unidad dedicada al radiodiagnóstico de pacientes hospitalizados para el descarte de sospecha de alguna patología. Los materiales y equipos utilizados son:

- Equipo de mamografía.
- Informe Técnico de Control de calidad.
- Placas radiográficas.
- Hoja de cálculo Ms-Excel 2013

II.1.1 Equipo de mamografía

Las características técnicas del equipo mamográfico se resumen en la tabla II.1 y en el **Apéndice 1**.

Tabla II.1. Característica Tecnológica del Mamógrafo en el Hospital "Almanzor Aguinaga-Asenjo"

DESCRIPCIÓN	Sistema	Tubo RX
Marca	LORAD – HOLOGIC	VARIAN
Modelo	M IV	M-113R
No. Serie	18011086051	34450 – 8W
kV máximo	35 (Mo) / 39 (Rh)	N.I.
mAs máximo	500	N.I.
Filtración	N.I.	0.0 mm Al
Punto Focal	N.I.	N.I.
Antigüedad	NOVIEMBRE 2008	OCTUBRE 2008
Instalación	N.I.	N.I.

Fuente: INFORME TÉCNICO DE CONTROL DE CALIDAD Nº 5727 - QC DOSE-15.2
ESSALUD – HOSPITAL IV ALMANZOR AGUINAGA ASENJO

Además de las especificaciones técnicas también se tomó el informe técnico de control de calidad anual realizado al equipo, donde se midió el rendimiento y la HVL a 28 kV, para una combinación ánodo-filtro de Mo-Mo. En la figura siguiente se muestra una imagen de la instalación mamográfica donde se realizaron gran parte de las pruebas que se analizan en esta tesis.

Figura II. 1. Foto de la máquina de mamografía en el Hospital Nacional "Almanzor Aguinaga Asenjo". (Sótano).

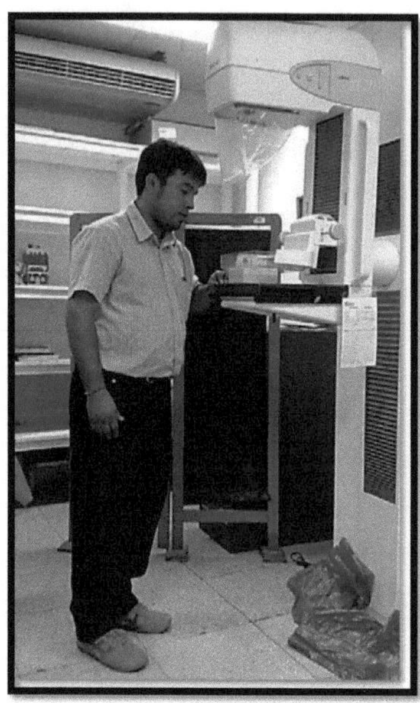

Fuente: Sala de Mamografía del Hospital "Almanzor Aguinaga Asenjo" (W. Trujillo y B. Rojas.)

II.1.2. Informe Técnico de Control de Calidad

El informe técnico de Control de Calidad se desarrolló tomando en cuenta el Protocolo Español de Control de Calidad en Radiodiagnóstico y Protocolo Arcal XLIX.

Los materiales utilizados para las Pruebas de Control de Calidad se detallan el **Apéndice 3.** A continuación se muestra el resultado del cálculo del rendimiento y la CHR:

Tabla II.2. Determinación del Rendimiento del tubo:

PRUEBA	RESULTADO	TOLERANCIA	ACEPTABLE
Repetibilidad (%)	0.07	$\leq \pm 10\%$	Si
Coeficiente de linealidad (%)	0.04	$\leq \pm 20\%$	Si
Rendimiento a 1 m de distancia.	3.48	2.4 - 4.8 (mGy/mAmin)	Si

Evaluado a 28 kV – Combinación ánodo-filtro: Mo/Mo – Sin Compresor.

Fuente: INFORME TÉCNICO DE CONTROL DE CALIDAD Nº 5727 - QC DOSE-15.2 ESSALUD – HOSPITAL IV ALMANZOR AGUINAGA ASENJO

Tabla II.3. Determinación de la Filtración Total

PRUEBA	RESULTADO	TOLERANCIA	ACEPTABLE
Capa Semirreductora (mm Al)	0.35	[0.31 - 0.40] mmAl	Si

Evaluado a 28 kV – Combinación ánodo-filtro: Mo/Mo – Con Compresor.

Fuente: INFORME TÉCNICO DE CONTROL DE CALIDAD Nº 5727 - QC DOSE-15.2
ESSALUD – HOSPITAL IV ALMANZOR AGUINAGA ASENJO

II.1.3. Placas radiográficas

Se solicitó a los Servicios de Radiodiagnóstico del Hospital Nacional "Almanzor Aguinaga Asenjo" las placas radiográficas cráneo-caudales, realizadas a una muestra de 54 pacientes entre 40 y 64 años y espesores de mama de entre 3 y 7 cm.

La siguiente figura muestra el recorte de una placa radiográfica (**Ver Apéndice 4**):

Figura II. 2. Placa radiográfica cráneo-caudal donde se visualiza datos como el kV y mAs.

II.1.4. Hoja de cálculo Ms-Excel 2010

Para el cálculo de la dosis en mamografía el "Hospital Nacional Almanzor Aguinaga Asenjo" cuenta con una hoja elaborada en Excel, donde se introducen parámetros como kV medido, rendimiento, CHR medidos a 28 kV, los datos geométricos del equipo. De esta manera se facilita el cálculo de las diferentes magnitudes necesarias para obtener como resultado final la DGM, así como la elaboración de gráficos estadísticos.

II.2 Métodos

En primer lugar, se extrajo los datos de las placas mamográficas: KV, mAs, espesor de la mama, fecha de nacimiento, posición de la mama; estos datos se copiaron en una ficha de registro de datos **(Apéndice 1)** y luego fueron ingresados a una hoja de Excel.

Luego se procedió a calcular el rendimiento y la CHR utilizando las ecuaciones paramétricas de Robson [24]. La programación de los algoritmos se ha llevado a cabo con el software de EXCEL 2010, para el análisis de datos y procesos de cálculo, de la dosis Glandular Media.

A continuación, explicamos los métodos:

II.2.1 Método paramétrico de Robson

Para determinar el Rendimiento y la HVL en un rango de 25-32 kV tomando como referencia 28 kV y para una combinación ánodo-filtro Mo-Mo.

Las ecuaciones que rigen el comportamiento del rendimiento y CHR son las siguientes:

$$log\ 10\ (R) = nlog10(kV) + log10(A) \ldots (\text{II.}1)$$

$$CHR = a(kV)^2 + b(kV) + c \ldots (\text{II.}2)$$

Donde los valores n, a y b son constantes que dependen de la combinación ánodo-filtro y se detallan en la **Tabla II.4.**

Para determinar el rendimiento y la CHR a cualquier kV se hace lo siguiente:

a) Medir el potencial del tubo para 28 kV nominales para cada combinación ánodo-filtro.

b) Medir el rendimiento del tubo y la CHR a 28 kV nominales para cada combinación ánodo-filtro.

c) Usar los valores de rendimiento y CHR obtenidos en las ecuaciones anteriores con los parámetros apropiados de la tabla para calcular los valores A y c de dichas ecuaciones.

d) Conocidos ahora todos los parámetros, se puede calcular el rendimiento y la CHR para cualquier otro kV en el rango de 25-32 kV.

Tabla II.4 Valores calculados para las constantes a, b y n.

Combinación Ando /Filtro	Espesor del Filtro	n	a	b
Mo/30 μm Mo	36.1 μm	3.06	-0.000326	0.0273
Mo/25 μm Rh	29.9 μm	3.24	-0.000624	0.0445
Rh/25 μm Rh	29.9 μm	3.03	-0.000514	0.0425
W/50 μm Rh	58.9 μm	1.96	-0.000539	0.0403
Rh/1.0mm Al	1.20 mm	4.39	-0.00113	0.0909
Mo/1.0mm Al	1.20 mm	4.23	-0.000775	0.0593

Fuente: ROBSON K. J. (2001)

Conociendo el Rendimiento se puede estimar el Kerma en Aire en la Superficie de Entrada (KASE) de la mama:

$$KASE(mGy.m^2) = R(mGy/mAs).C(mAs)[\frac{d_r}{SID-(PID-B_t)}]^2 \ldots (II.3)$$

Donde
R: es el Rendimiento a 1 metro correspondiente a la combinación ánodo- filtro utilizado.
C: es la carga aplicada.
d_r: es la distancia medida de la fuente al punto de exposición del rendimiento medido.
SID: es la distancia medida de la fuente al receptor de imagen.
PID: es la distancia del plano de apoyo de la mama de la paciente al plano del receptor de imagen.
B_t: es el espesor de la mama comprimida.

Figura II.3. Diagrama simplificado para la determinación del KASE

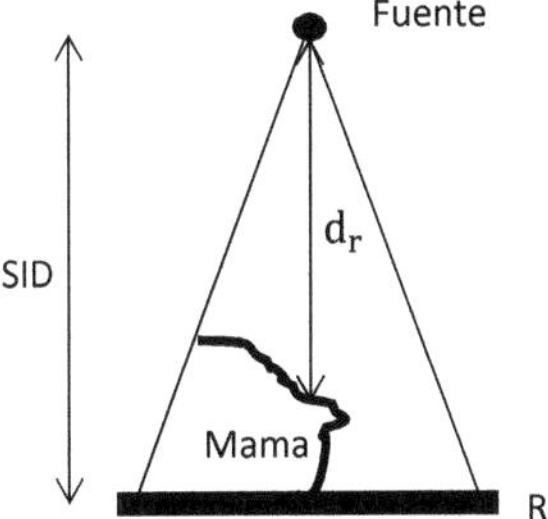

Conociendo la Capa Hemirreductora (HVL) y el KASE se procede a estimar la Dosis Glandular Media (DGM).

II.2.2. Método de Dance

Según el método inicialmente propuesto por Dance (1990), la dosis glandular media se calculaba mediante la ecuación:

$$\mathrm{DGM(mGy)} = \mathrm{KASE(mGy).g} \ldots (\mathrm{II}.4)$$

El factor "g" está calculado para una combinación ánodo filtro Mo-Mo y para una combinación de la mama del 50% de Glandularidad y 50% de tejido adiposo. Pero g varía en función de la combinación ánodo-filtro utilizada y también en función del % de tejido glandular de la mama. Por todo ello Dance y cols. proponen la siguiente ecuación para la obtención de la "Dosis Glandular Media":

$$\mathrm{DGM(mGy)} = \mathrm{KASE(mGy).g.s.}c \ldots (\mathrm{II}.5)$$

Donde

g=f (CHR,espesor de la mama)
s=f (combinación ánodo-filtro)
c=f (% de Glandularidad, espesor de la mama, CHR, Grupo de edad {40-49 ó 50-64})

El factor g depende del espesor de la mama y de la CHR (**Ver Anexo E-Tabla E.1**).

El factor s es la corrección que se introduce en función de la combinación ánodo-filtro, que para el caso Mo-Mo toma el valor de s=1 (**Ver Anexo E-Tabla E.2**).

El factor ***c*** es un factor de corrección, introducido por Dance, y está calculado en función del % de tejido glandular, espesor de la mama, CHR y el grupo de edad del paciente. Para calcular el % de tejido glandular se utiliza la siguiente fórmula [23].

$$\%\text{glandularidad} = \text{a}t^3 + \text{b}t^2 + c^*t^1 + d \ldots (\text{II}.6)$$

Donde t es el espesor de la mama comprimida y los valores a, b, c* y d son coeficientes ajustados, dados en la siguiente tabla:

Tabla II.5 Coeficientes de Glandularidad según el grupo de edad (40-49)

Coeficientes del grupo de edades 40 - 49 años			
A	B	c*	d
0.00005209	0.00125494	-1.988	138.8

Fuente: Dance et al. (2000)

Tabla II.6 Coeficientes de Glandularidad según el grupo de edad (50-64)

Coeficientes del grupo de edades 50 - 64 años			
A	b	c*	d
-0.0001118	0.03932	-4.544	176

Fuente: Dance et al. (2000)

Con el porcentaje de tejido glandular obtenido para cada espesor de mama, se halló el factor c a partir de los datos proporcionados por Dance en las tablas E.3 y **E.4** (**Anexo E**).

Finalmente, con las necesarias interpolaciones en las tablas de Dance se obtendrá la DGM

CAPÍTULO III
ANÁLISIS DE LOS RESULTADOS Y DISCUSIÓN

CAPÍTULO III

ANÁLISIS DE LOS RESULTADOS Y DISCUSIÓN

En este trabajo se presentan los resultados de la evaluación de la dosis glandular media, considerando el porcentaje de Glandularidad, como parámetro dependiente del espesor de la mama, según Dance [23], en un grupo de mujeres del Hospital Nacional "Almanzor Aguinaga Asenjo".

III.1 Resultados del Porcentaje de Glandularidad.

En las **Tablas III.1 y III.2** se observa el porcentaje de Glandularidad, la edad de la paciente para los grupos de 40 a 49 años y 50 a 64 años, y el espesor de la mama.

Tabla III.1: Datos de Pacientes de 40 a 49 años.

EDAD	ESPESOR	P.GLANDULAR
48	4,9	50,52
42	4,5	56,63
49	4,6	55,08
49	5,7	39,21
49	4,4	58,19
47	5,4	43,31
46	3,7	69,6
48	5,4	43,31
41	5,1	47,59
46	6,2	32,78
49	3,9	66,27
48	5,1	47,6
48	4,7	53,54
49	4,9	50,53
49	5,8	37,88
49	6,5	29,19
46	4,2	61,38

Fuente: Exámenes mamográficos – Servicio de Diagnóstico por imágenes. HNAAA
Elaboración: Propia

Tabla III.2. Datos de Pacientes de 50 a 64 años.

EDAD	ESPESOR	%GLANDULAR
57	4	49,99
50	5,7	24,04
50	6,2	18,77
50	5,9	21,82
51	4,9	34,6
51	4,5	41
60	5,6	25,21
61	4,8	36,12
61	3,9	52
50	6,2	18,77
55	5,3	28,97
60	5,9	21,82
58	4,9	34,6
50	4,5	40,96
53	5,9	21,82
53	5	33,13
53	3	72,05
51	5,4	26,7
58	5,2	30,3
61	5,1	31,7
56	5,3	28,97
51	4,5	40,96
55	5,3	28,97
61	4,9	34,6
56	5,7	24,04
55	4,1	48,09
57	5,4	27,68
50	4,7	37,68
57	4,9	34,6
53	5,5	26,42
64	5,5	26,42
51	5,2	30,31
50	5,8	22,91
55	5,9	21,82
59	4,3	44,42
59	5	33,13

Fuente: Exámenes mamográficos – Servicio de Diagnóstico por imágenes. HNAAA

Elaboración: Propia

Se puede observar (**ver Figura III.1**) que la edad de la paciente no es un buen estimador de la composición de la mama, ya que existen diferencias considerables de Glandularidad entre mujeres de la misma edad [26].

Figura III.1: Porcentaje de Glandularidad en función de la edad

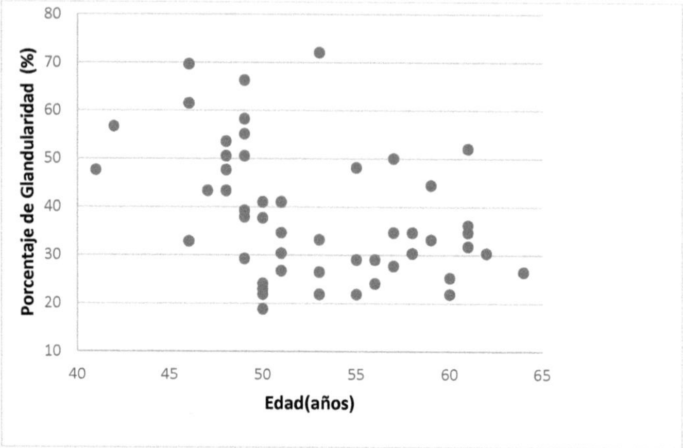

Fuente: Exámenes mamográficos – Servicio de Diagnóstico por imágenes. HNAAA
Elaboración: Propia

En las **Figuras III.2 y III.3** se observa que existe una relación inversa entre el porcentaje de glandularidad y el espesor de la mama. También se observa que existe un mayor decaimiento en el grupo de 50 a 64 años (**Figura III.4**)

Figura III.2: Pacientes de 40-49 años, porcentaje glandular vs espesor.

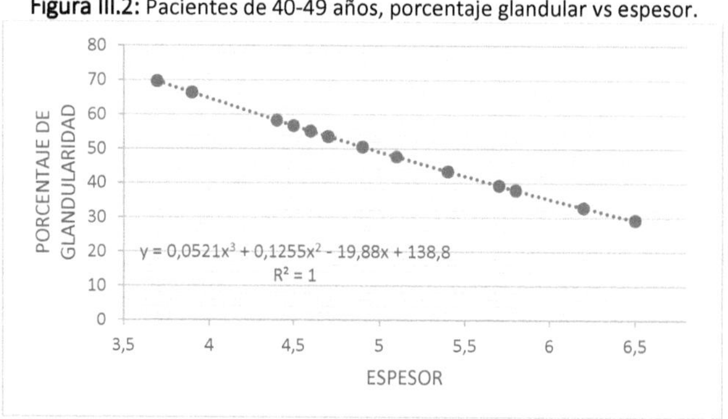

Fuente: Exámenes mamográficos – Servicio de Diagnóstico por imágenes. HNAAA
Elaboración: Propia

Figura III. 3: Pacientes de 50-64 años, porcentaje glandular vs espesor.

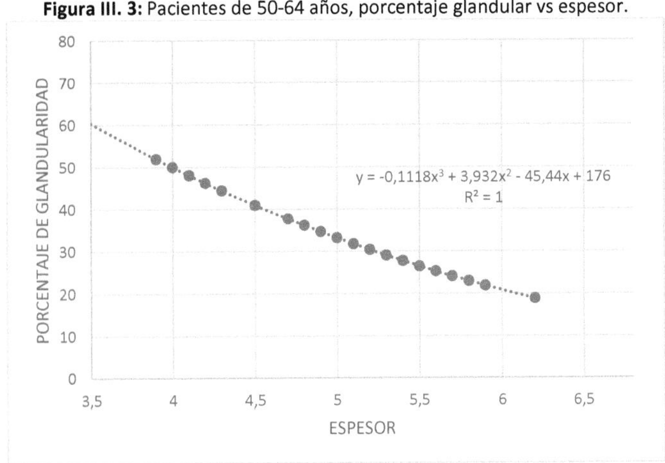

Fuente: Exámenes mamográficos – Servicio de Diagnóstico por imágenes. HNAAA
Elaboración: Propia

Figura III. 4: Porcentaje glandular vs espesor, de ambos grupos.

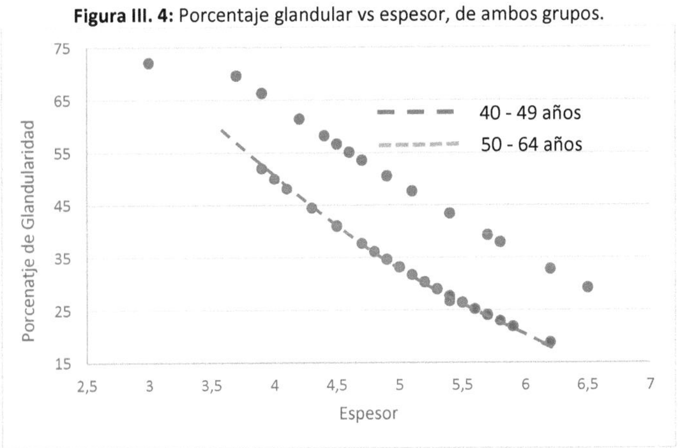

Fuente: Exámenes mamográficos – Servicio de Diagnóstico por imágenes. HNAAA
Elaboración: Propia

III.2. Resultados del Rendimiento y la Capa Hemirreductora para un rango 25 a 32 kV:

Los resultados del rendimiento y la capa hemirreductora, muestran incremento un nos permiten deducir en función de la tensión, como se muestra en las gráficas de las **Figuras III .5 y III .6**. Además se observa que el rendimiento y la capa hemirreductora, calculadas mediante las ecuaciones paramétricas de robson, muestran valores de 39,4 (mGy/mAs) y 0,354(mmAl) respectivamente para una tensión de 28 Kv; aproximándose a los calculados en el control de calidad.

Figura III.5 Tabla del rendimiento vs Tensión.

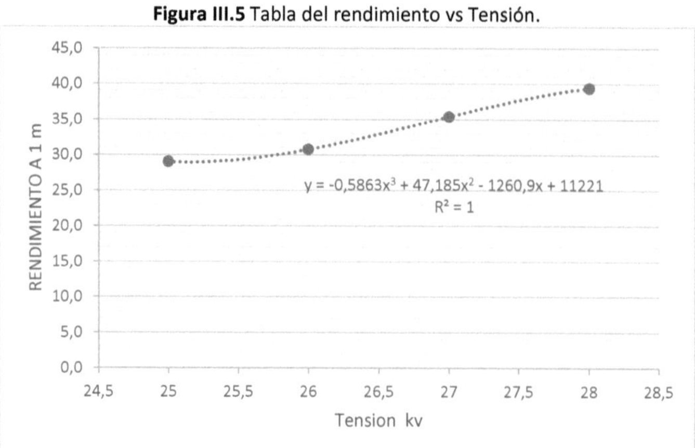

Fuente: Exámenes mamográficos – Servicio de Diagnóstico por imágenes. HNAAA.
Elaboración: Propia

Figura III.6: Tabla de capa hemirreductora vs Tensión.

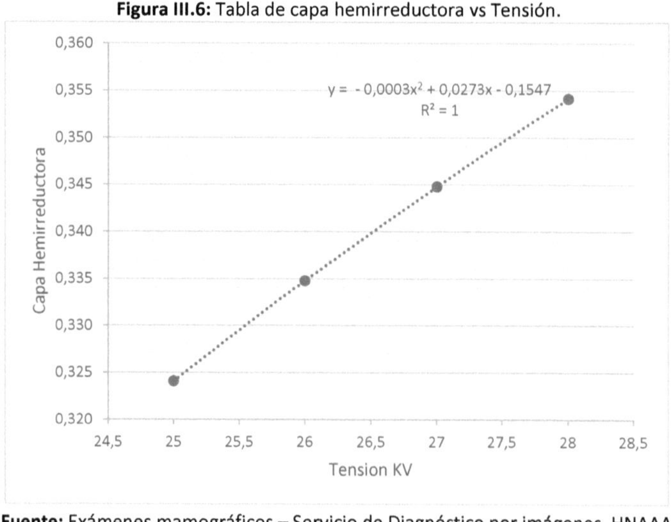

Fuente: Exámenes mamográficos – Servicio de Diagnóstico por imágenes. HNAAA.
Elaboración: Propia

III.3. Resultados de la evaluación de la DGM:

Para determinar la Dosis Glandular Media, se determinó el valor del Kerma en Aire en la Superficie de Entra de la mama **(ver Apéndice 6).** Luego se estimó la Dosis Glandular Media.

En la **Figura III.5** se observa la DGM aumenta en función del espesor de la mama. Esta tendencia del aumento de la DGM con el espesor de la mama comprimida también fue reportado por Dance [23].

Figura. III.5: Dosis Glandular Media vs Espesor de Mama.

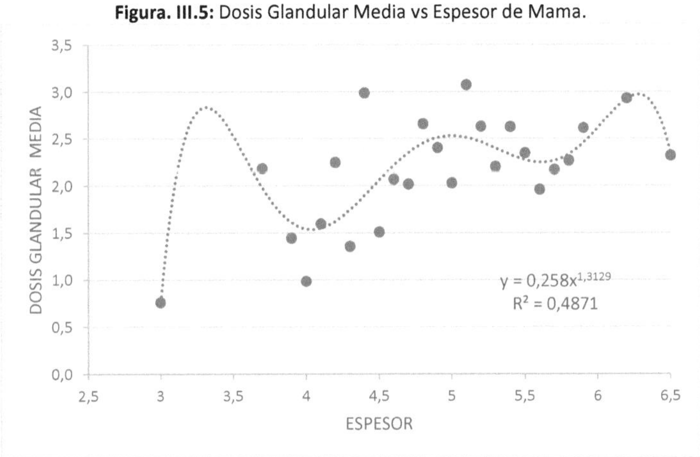

Fuente: Exámenes mamográficos – Servicio de Diagnóstico por imágenes. HNAAA.
Elaboración: Propia

En la **Figura III.6** se observa la Dosis Glandular Media en función de la edad del paciente. Existiendo poca correlación entre estas dos magnitudes.

Figura. III.6: Dosis Glandular Media vs Edad del Paciente.

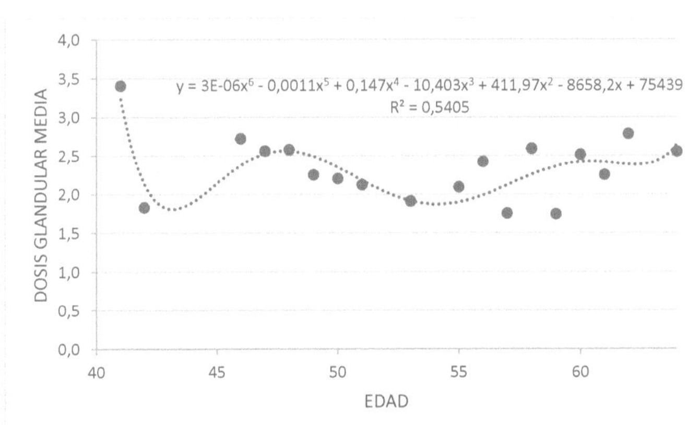

Fuente: Exámenes mamográficos – Servicio de Diagnóstico por imágenes. HNAAA.
Elaboración: Propia

Finalmente, la Dosis Glandular Media para 54 pacientes (examen de Cráneo – Caudal), se obtuvo un valor como muestra la siguiente tabla. **(Tabla III.3)**.

Tabla III.3. Comparación de la Dosis Glandular Media.

DOSIS GLANDULAR MEDIA (DGM)		
	Límite permitido (Protocolo Español)	Valor Calculado, método de Robson y Tablas de Dance at.
Media	3 mGy	2,3 mGy

Fuente: Exámenes mamográficos – Servicio de Diagnóstico por imágenes. HNAAA.
Elaboración: Propia

CAPÍTULO IV
CONCLUSIONES Y RECOMENDACIONES

CAPÍTULO IV

CONCLUSIONES Y RECOMENDACIONES

IV.1. Conclusiones:

- Se determinó que la Dosis Glandular Media, depende proporcionalmente a la Edad de la paciente con un coeficiente de correlación de 54 %, y al espesor de la mama con un coeficiente de correlación de 49 %,

- La Dosis Glandular Media por medio del método de Robson y Tablas de Dance, muestran un promedio de Radiación menor que el establecido por el protocolo europeo. (3mGy)

- En el estudio de Porcentaje de Glandularidad se estableció que, tanto en las pacientes de 40 a 49 años como las pacientes de 50 a 60 años, su porcentaje de glandularidad disminuye con el espesor de la mama. Pero con una mayor velocidad decaimiento en este último grupo (mamas menos densas).

- Por último, el rendimiento y capa hemirreductora, también depende linealmente del Kilovoltaje de la máquina de Rayo x. (mamógrafo).

IV.2. Recomendaciones:

✓ Se recomienda además la capacitación del personal médico con que ya cuenta con el fin de mejorar la especificidad en los resultados de la mamografía, aunado a dicho esfuerzo es importante complementar la evaluación del personal técnico de radiología y las condiciones de mantenimiento del equipo con que ya se cuenta.

✓ Hacer evaluaciones anuales sobre el desempeño de la Unidad mamográfica es crítico, esto se traducirá en un mejor control de las variables de calidad establecidas y evaluadas en este estudio. Todo esto con el fin de incentivar una mejoría en el resultado de las mismas.

REFERENCIAS BIBLIOGRÁFICAS

[1] Stewart C. Bushong. S.C. "Manual de Radiología para Tecnólogos". 5° Edición. Madrid: Mosby; 1993.

[2] Pedro Ruiz Manzano. Fundamentos de Física Médica. Volumen 2. Madrid: SEFM-SEPR (Sociedad Española de Física Médica – Sociedad Española de Protección Radiológica); 2004.

[3] Compendio de Anatomía patológica de la glándula mamaria. Primera Edición. México D.F: Secretaría de Salud- Dirección General de Salud Reproductiva México; 2002.

[4] José Ruíz Fontán. Anatomía Radiológica de la Mama. En: Junta de Galicia (ed.) Control de Calidad en Mamografía – Guía Práctica 2000. Galicia: Consejería de Sanidad y Salud Pública; 2000.

[5] Pilar Morán Penco. Física de la Mamografía. En: Junta de Galicia (ed.) Control de Calidad en Mamografía – Guía Práctica 2000. Galicia: Consejería de Sanidad y Salud Pública; 2000.

[6] Hammerstein GR, Miller D W, White DR, Masterson ME, Woodard HQ and Laughlin JS, 1979. Absorbed radiation doses in mammography. Radiology 130, 485-91.

[7] M. en C. Enrique Gaona. Optimización de los Indicadores de Calidad de Imagen en Mamografía Analógica y Digital. México D. F.: Instituto Politécnico Nacional- Centro de Investigación en Ciencia Aplicada y Tecnología Avanzada Unidad Legaria; Diciembre del 2007.

[8] H.E. Johns, and J. R. Cunningham, The physics of radiology, 4th (Charles C. Thomas. Springfield, I11., U.S.A., 1983).

[9] J. W. Byng, J. G. Mainprize and M. J. Yaffe, "X-ray characterization of break phantom materials", phys. Med. Biol. 43, 1367-1377(1988).

[10] Gonzales Robles J. C. (2010). Atenuación de los Rayos X para Diagnóstico Empleando Placas de Concreto Normal y Pesado con Baritina (Tesis de Titulación). Universidad Nacional de Ingeniería-Facultad de Ingeniería Civil, Lima – Perú. p. 16.

[11] Jorge Guerrero. El rol de la mamografía en el diagnóstico del cáncer de mama. Carcinos 2011; Volumen 1(2):68-75.

[12] Beaman SA, Lillicrap SC. 1983. Tungsten anode tubes with k-edge filters for mammography. Br J Radiol. 56. 721-727.

[13] Robert J.Pizzutiello , John E.Cullinan. Introducción a la imagen radiográfica médica. Eastman Kodak Company.

[14] M Chevalier, R Torres. Mamografía Digital. Física Médica. Departamento de Radiología. Facultad de Medicina. Universidad Complutense de Madrid. Rev Fis Med 2010;11(1):11-26.

[15] Manuel Gárate Rojas (1997). Fundamentos de la Técnica Radiográfica. 4ª edición. Agfa Medical.

[16] SEFM-SEPR (2002). Protocolo Español de control de calidad en Radiodiagnóstico. Aspectos técnicos.

[17] SEFM, SEPR, SERAM. (2011). "Protocolo Español de Control de Calidad en Radiodiagnóstico".

[18] COMISIÓN EUROPEA (1996). Protocolo europeo de dosimetría en mamografía. Report EUR 16263 EN.

[19] COMISIÓN EUROPEA (1996). Guía europea sobre criterios de calidad en screening de mamografía.

[20] ICRP (1990). Recommendatios of the International Commission on Radiological Protection. ICRP Publication 60.

[21] Norma IPEN IR.003.2013 "REQUISITOS DE PROTECCIÓN RADIOLÓGICA EN DIAGNÓSTICO MÉDICO CON RAYOS X".

[22] DANCE D.R. (1990). Monte Carlo calculation of conversion factors for the estimation of mean glandular breast dose. Phys. Med. Biol. 35(9): 1211-1219.

[23] DANCE D.R., SKINNER C.L. YOUNG K.C., BECKETT J.P., KOTRE C.J. (2000). Additional factors for the estimation of mean glandular breast dose using the UK mammography dosimetry protocol. Phys. Med. Biol. 45: 3225-3240.

[24] ROBSON K. J. (2001). A parametric method for determining mammographic X-ray tube output and half value layer. Br J Radiol. 74: 335-340.

[25] Supplement to the European Guidelines fourth edition. http://www.bura.at/wp-content/uploads/2012/09/RefZQS-B7-EUREF-TQS-Supplement.pdf

[26] Geise RA and Palchevsky A 1996 Composition of mammographic phantom materials. Radiology 198 342-350

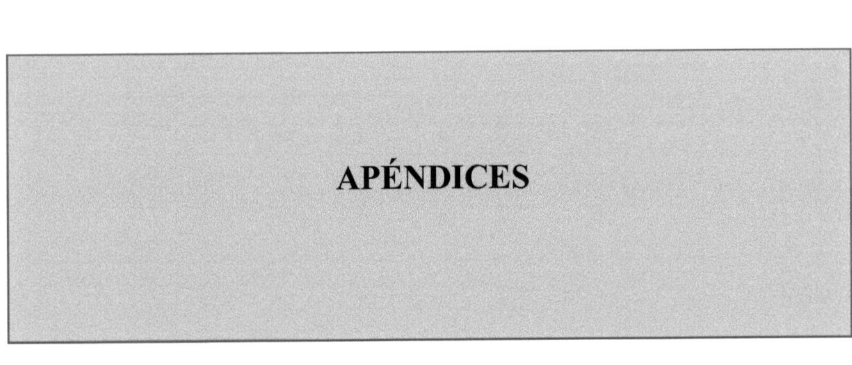

APÉNDICES

APÉNDICE 1

Ficha de registro de datos

N° DE HISTORIA CLÍNICA	

FECHA	DIA:	MES:	AÑO:

ESPESOR DE LA MAMA (cm)	
VOLTAJE APLICADO (kV)	
CARGA (mAs)	
DOSIS GLANDULAR MEDIA (mrad)	

Fuente: W. Trujillo y B. Rojas 2015

APÉNDICE 2

CERTIFICADO DE CONTROL DE CALIDAD Nº 5727 - QC DOSE-15.2
6 de febrero del 2015

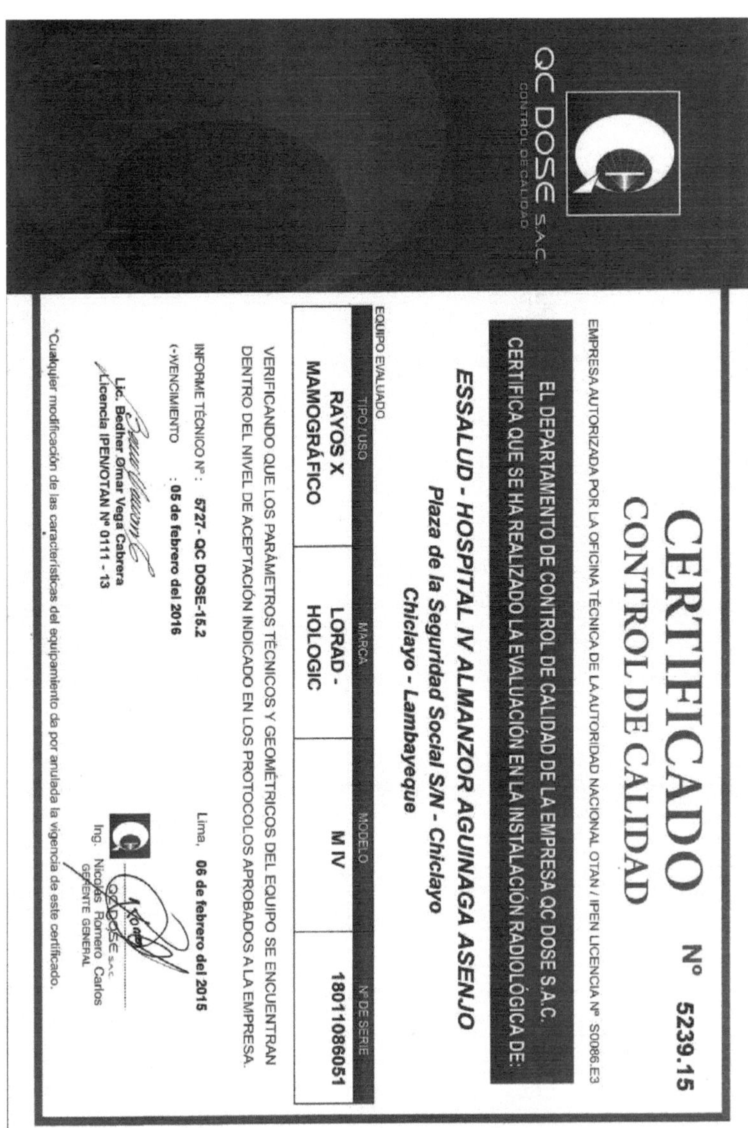

QC DOSE S.A.C.
CONTROL DE CALIDAD

CERTIFICADO Nº **5239.15**
CONTROL DE CALIDAD

EMPRESA AUTORIZADA POR LA OFICINA TÉCNICA DE LA AUTORIDAD NACIONAL OTAN / IPEN LICENCIA Nº S0086.E3

EL DEPARTAMENTO DE CONTROL DE CALIDAD DE LA EMPRESA QC DOSE S.A.C.
CERTIFICA QUE SE HA REALIZADO LA EVALUACIÓN EN LA INSTALACIÓN RADIOLÓGICA DE:

ESSALUD - HOSPITAL IV ALMANZOR AGUINAGA ASENJO
Plaza de la Seguridad Social S/N - Chiclayo
Chiclayo - Lambayeque

EQUIPO EVALUADO

TIPO / USO	MARCA	MODELO	Nº DE SERIE
RAYOS X MAMOGRÁFICO	**LORAD - HOLOGIC**	**M IV**	**18011086051**

VERIFICANDO QUE LOS PARÁMETROS TÉCNICOS Y GEOMÉTRICOS DEL EQUIPO SE ENCUENTRAN DENTRO DEL NIVEL DE ACEPTACIÓN INDICADO EN LOS PROTOCOLOS APROBADOS A LA EMPRESA.

INFORME TÉCNICO Nº : **5727- QC DOSE-15.2**
(·)VENCIMIENTO : **05 de febrero del 2016**

Lima, **06 de febrero del 2015**

Lic. Bedher Omar Vega Cabrera
Licencia IPEN/OTAN Nº 0111 - 13

Ing. Nicolás Romero Carlos
GERENTE GENERAL
QC DOSE S.A.C.

*Cualquier modificación de las características del equipamiento da por anulada la vigencia de este certificado.

APÉNDICE 3

INFORME TÉCNICO DE CONTROL DE CALIDAD Nº 5727 - QC DOSE-15.2

1. **USUARIO : ESSALUD – HOSPITAL IV ALMANZOR AGUINAGA ASENJO**
Plaza de la Seguridad Social S/N – Chiclayo
Chiclayo – Lambayeque

2. **EQUIPO : Rayos X Mamográfico**
Sala: Mamografía / Sótano

DESCRIPCIÓN	SISTEMA	TUBO RX
Marca	LORAD – HOLOGIC	VARIAN
Modelo	M IV	M-113R
No. Serie	18011086051	34450 – 8W
kV máximo	35 (Mo) / 39 (Rh)	N.I.
mAs máximo	500	N.I.
Filtración	N.I.	0.0 mm Al
Punto Focal	N.I.	N.I.
Antigüedad	NOVIEMBRE 2008	OCTUBRE 2008
Instalación	N.I.	N.I.

- **N.I.: No indica en el equipo.**

3. ***FECHA*** : Expedición : 06 de febrero del 2015
Vencimiento : 05 de febrero del 2016

De acuerdo a los términos de referencia de la Adjudicación Directa Selectiva N° 1410S00251 – Red Asistencial de Lambayeque, las pruebas de control de calidad en equipos de Radiodiagnóstico Médico y Dental que se detallan a continuación, están basadas al Protocolo Español 2011.

II. Evaluación:

II.1. Colimación:

PRUEBA	LADO	RESULTADO	TOLERANCIA	ACEPTABLE
Coincidencia campo de radiación-película	Pared del tórax	+2.8	≤ ± 5mm	Sí
	Extensión del tejido perdido en la pared del tórax	1.3	≤ 5%	Sí
Uniformidad del campo de radiación	Punto de referencia (medida)	-0.06	≤ ± 0.2 DO* en dirección paralela al tórax	Sí
Artefactos del equipo	Todo el campo de imagen	Sin artefactos	Imagen sin artefactos	Sí

**DO: Densidad Óptica.*

II.2. Tensión del Tubo:

PRUEBA	RESULTADO	TOLERANCIA	ACEPTABLE
Exactitud	0.40	≤ ± 1 kV	Sí
Repetitividad	0.00	≤ ± 0.5 kV	Sí
Reproducibilidad	0.05	≤ ± 1 Kv	Sí

II.3. Tiempo de Exposición:

PRUEBA	RESULTADO	TOLERANCIA*	ACEPTABLE
Exactitud (%)	----	< 2 s, para un espesor de 4.5 cm de PMMA	N.D.*
Repetitividad (%)	0.00		Sí

** N.D.: No determinado, el equipo es controlado por mA*

II.4. Control Automático de Exposición:

PRUEBA	RESULTADO	TOLERANCIA	ACEPTABLE
Ajuste del CAE para la posición central del selector de densidades	1.52	DOC*: 1.4 – 1.9 (incluye base + velo)	Si
	0.13	DO medida – DO clínica ≤ ± 0.15 DO	Si
Compensación del CAE con el espesor	0.13	Desviación máxima con respecto a DO para un espesor de 4.5 cm de PMMA < ±0.15 DO	Si
Compensación del CAE con la tensión	0.12		Sí
Compensación del CAE en los distintos modos de operación	0.14		Sí
	0.06		Sí
	0.09		Sí

**DOC: Densidad óptica clínica.*

II.5. Rendimiento y Tasa de Kerma en el aire:

PRUEBA	RESULTADO	TOLERANCIA	ACEPTABLE
Rendimiento a 1 m de distancia en condiciones de referencia	35.00 58.00	> 30 (mGy/mAs) para Mo/Mo, 28 kV	Sí
Rendimiento en condiciones clínicas	28.72	----	N.D.*
Repetitividad del rendimiento	0.00	CV ≤ 5%	Sí
Reproducibilidad del rendimiento	0.00		Sí

**** N.D.: No determinado. Para una mama comprimida (4.5 cm PMMA), la tensión del tubo fue de: 25 kVp.***

II.6. Filtración:

PRUEBA	RESULTADO	TOLERANCIA	ACEPTABLE
Capa Hemirreductora (mmAl)	0.35	[0.31-0.40] mmAl, para Mo/Mo	Sí

** Evaluado a 28 kV reales.*

II.7. Compresión:

PRUEBA	RESULTADO	TOLERANCIA	ACEPTABLE
Exactitud del espesor medio	2.00	≤ 5mm	Sí
Deformación	3.00	≤ 5mm	Sí
Alineación	0.70	≤ 1% DFP	Sí
Atenuación	-24.43	≤ 25%	Sí
Fuerza de compresión	180	Automática: ≤ 150 – 200N	Sí
	220	Manual: ≤ 300N	Sí
	2.0	Exactitud: ≤ ± 20N	Sí

II.8. Calidad de la imagen mamográfica:

PRUEBA	RESULTADO	TOLERANCIA	ACEPTABLE
Resolución espacial	10.00	> 12 pl/mm	No
Contraste de la imagen	3.44	≤ ± 10%	Sí
Umbral de sensibilidad a bajo contraste	0.83	< 1.3% (objetos de 5 ó 6 mm de diámetro)	Sí
Visibilidad de pequeños objetos o micro calcificaciones	6.16	≤ ± 10%	Sí

II.9. Dosis en la Superficie de la mama:

PRUEBA	RESULTADO	REFERENCIA	ACEPTABLE
Kerma en aire en la superficie de entrada del maniquí patrón	9.44	< 12 mGy	Si

*** Evaluado a 27 kV, 120 mAs (Modo Manual)**

Dosis glandular promedio*				
Espesor (cm)		**Dg (mSv)**		**Aceptable**
PMMA	**Mama equivalente**	**Resultado**	**Referencia**	
3	3.2	0.71	< 1.5	Sí
4	4.5	1.42	< 2.0	Sí
4.5	5.3	2.09	< 2.5	Sí
5	6.0	2.27	< 3.0	Sí
6	7.5	3.39	< 4.5	Sí

*** Basados a los factores de conversión de Dance y Klein.**

II.10. Negatoscopios:

PRUEBA	RESULTADO	TOLERANCIA	ACEPTABLE
Inspección visual	Falta de limpieza, sustituir tubos fluorescentes	Apreciación visual	No
Luminancia	804	3000 – 6000 cd/m2	No
Uniformidad de la luminancia	59.77%	≤ ± 30% (para un mismo negatoscopio)	No
Iluminancia ambiental	1000	≤ 50 lux	No

Lic. Bedher Omar Vega Cabrera
Físico autorizado en Control de Calidad
Lic. Ind. IPEN Nº 0111 – 13

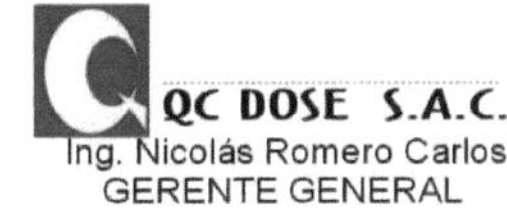

Ing. Nicolás Romero Carlos
GERENTE GENERAL

APÉNDICE 4

Fotos de placas mamográficas de pacientes del Hospital "Almanzor Aguinaga Asenjo"

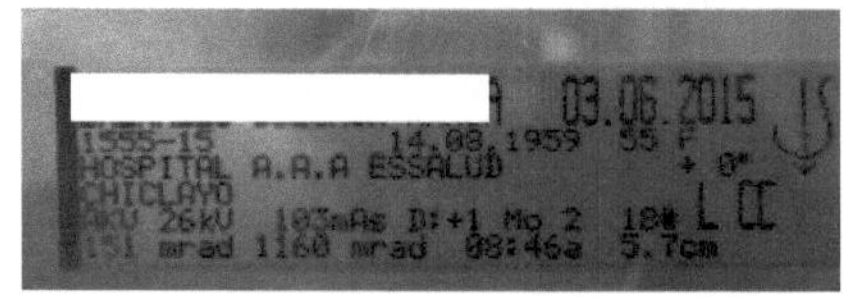

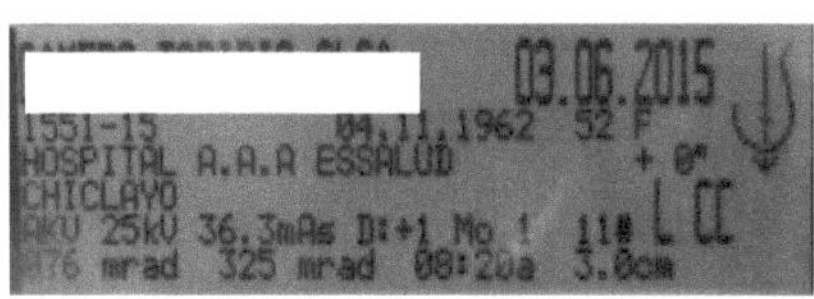

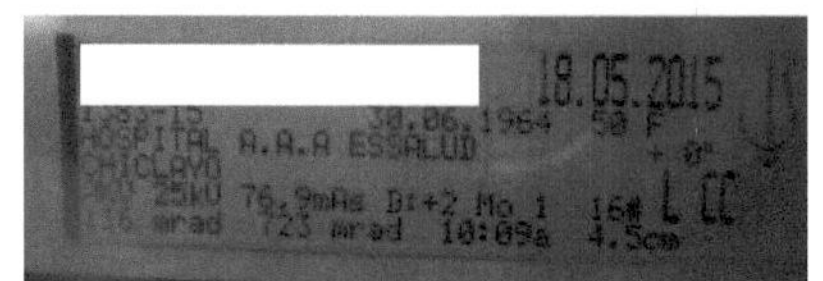

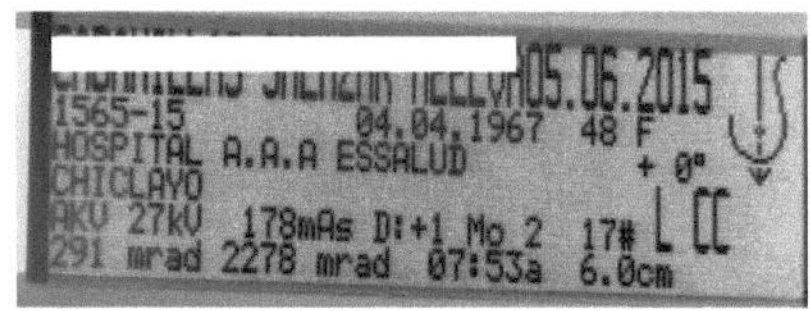

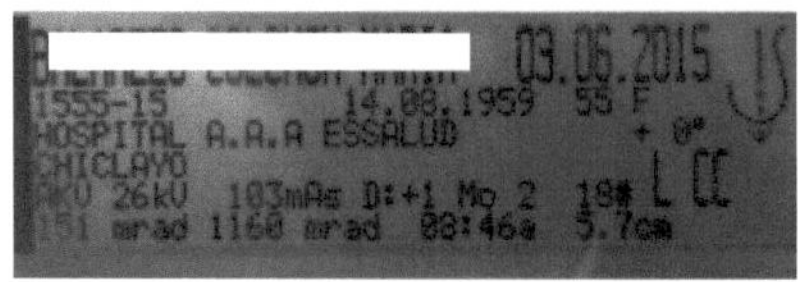

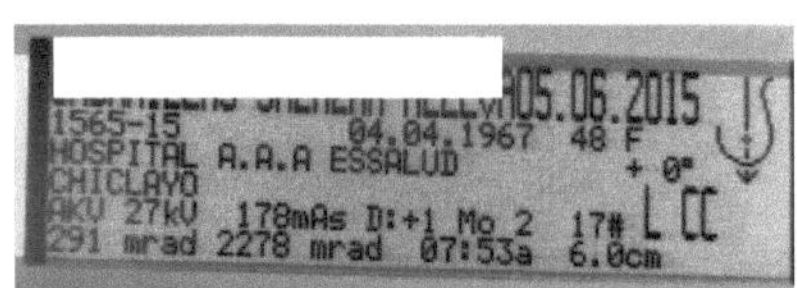

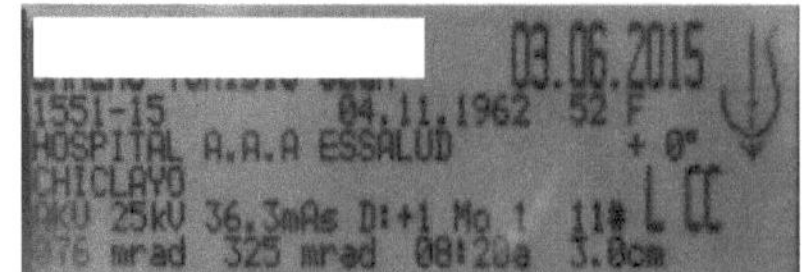

Foto de una mamografía en forma natural de pacientes del Hospital "Almanzor Aguinaga Asenjo".

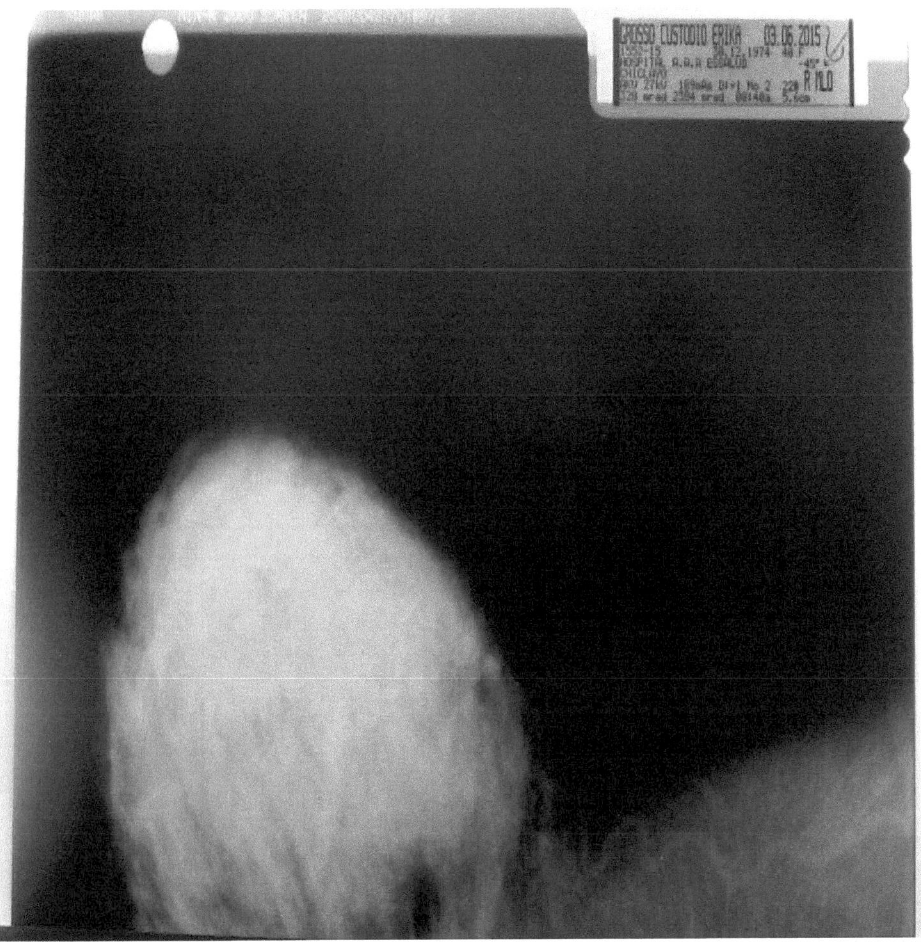

Fuente: W. Trujillo y B. Aguilar

APÉNDICE 5

DATOS DE PACIENTES ENTRE 40- A 64 AÑOS DE EDAD, ESPECIFICANDO, EDAD, ESPESOR, TENSIÓN, CARGA, ANODO Y FILTRO

Paciente	Edad	Espesor (cm)	KVps	mAs	Anodo/filtro
1	53	3	25	36,3	Mo-Mo
2	51	5,4	25	160	Mo-Mo
3	58	5,2	25	120	Mo-Mo
4	61	5,1	25	208	Mo-Mo
5	56	5,3	25	174	Mo-Mo
6	48	4,9	25	196	Mo-Mo
7	51	4,5	25	76,9	Mo-Mo
8	42	4,5	25	130	Mo-Mo
9	55	5,3	25	111	Mo-Mo
10	61	4,9	25	90	Mo-Mo
11	49	4,6	25	130	Mo-Mo
12	56	5,7	26	103	Mo-Mo
13	49	5,7	26	144	Mo-Mo
14	55	4,1	25	106	Mo-Mo
15	57	5,4	25	147	Mo-Mo
16	49	4,4	25	192	Mo-Mo
17	50	4,7	25	124	Mo-Mo
18	57	4,9	27	77,1	Mo-Mo
19	53	5,5	26	107	Mo-Mo
20	64	5,5	26	128	Mo-Mo
21	47	5,4	25	160	Mo-Mo
22	51	5,2	28	138	Mo-Mo
23	46	3,7	25	153	Mo-Mo
24	48	5,4	27	155	Mo-Mo
25	50	5,8	26	130	Mo-Mo
26	57	4	25	66	Mo-Mo
27	50	5,7	26	104	Mo-Mo

Paciente	Edad	Espesor (cm)	KVps	mAs	Anodo/filtro
28	50	6,2	26	153	Mo-Mo
29	50	5,9	26	98,3	Mo-Mo
30	41	5,1	28	137	Mo-Mo
31	51	4,9	25	153	Mo-Mo
32	51	4,5	25	81	Mo-Mo
33	46	6,2	27	174	Mo-Mo
34	60	5,6	26	118	Mo-Mo
35	49	3,9	25	99,9	Mo-Mo
36	48	5,1	25	144	Mo-Mo
37	61	4,8	25	173	Mo-Mo
38	61	3,9	25	90	Mo-Mo
39	50	6,2	26	153	Mo-Mo
40	48	4,7	25	123	Mo-Mo
41	55	5,3	25	133	Mo-Mo
42	49	4,9	25	141	Mo-Mo
43	49	5,8	26	125	Mo-Mo
44	60	5,9	26	158	Mo-Mo
45	49	6,5	27	140	Mo-Mo
46	58	4,9	25	174	Mo-Mo
47	50	4,5	25	109	Mo-Mo
48	50	4,2	25	142	Mo-Mo
49	53	5,9	26	162	Mo-Mo
50	53	5	25	119	Mo-Mo
51	62	5,2	25	174	Mo-Mo
52	55	5,9	26	151	Mo-Mo
53	59	4,3	28	68,1	Mo-Mo
54	59	5	25	145	Mo-Mo

Fuente: Exámenes mamográficos – Servicio de Diagnóstico por imágenes. HNAAA.
Elaboración: Propia

APÉNDICE 6

DATOS DE PACIENTES ENTRE 40- A 64 AÑOS DE EDAD, ESPECIFICANDO, KASE, DGM, RENDIMIENTO Y LA CAPA HEMIRREDUCTORA

Paciente	KASE (mGy)	DGM (mGy)	%GLANDULAR	HVL	Rend. 1m (mGy/mAs)
1	3,08	0,76	72,05	0,324	29,0
2	14,75	2,51	27,68	0,324	29,0
3	10,98	1,92	30,31	0,324	29,0
4	18,97	3,36	31,70	0,324	29,0
5	15,98	2,75	28,97	0,324	29,0
6	17,75	2,99	50,53	0,324	29,0
7	6,87	1,14	40,96	0,324	29,0
8	11,61	1,83	56,63	0,324	29,0
9	10,20	1,76	28,97	0,324	29,0
10	8,15	1,48	34,60	0,324	29,0
11	11,65	2,06	55,08	0,324	29,0
12	10,17	2,09	24,04	0,335	30,7
13	14,22	2,34	39,21	0,335	30,7
14	9,33	1,60	48,09	0,324	29,0
15	13,55	2,74	27,68	0,324	29,0
16	17,08	2,99	58,19	0,324	29,0
17	11,15	1,84	37,68	0,324	29,0
18	8,52	1,54	34,60	0,345	35,4
19	10,49	2,13	26,42	0,335	30,7
20	12,55	2,55	26,42	0,335	30,7
21	14,75	2,56	43,31	0,324	29,0
22	17,17	3,17	30,31	0,354	39,4
23	13,29	2,18	69,60	0,324	29,0
24	17,43	2,68	43,31	0,345	35,4
25	12,88	2,29	22,91	0,335	30,7
26	5,79	0,98	50,00	0,324	29,0
27	10,27	2,07	24,04	0,335	30,7

Paciente	KASE (mGy)	DGM (mGy)	%GLANDULAR	HVL	Rend. 1m (mGy/mAs)
28	15,38	2,67	18,77	0,335	30,7
29	9,78	1,67	21,82	0,335	30,7
30	16,98	3,40	47,59	0,354	39,4
31	13,85	2,66	34,60	0,324	29,0
32	7,23	1,13	40,96	0,324	29,0
33	20,14	3,26	32,78	0,345	35,4
34	11,61	1,96	25,21	0,335	30,7
35	8,74	1,37	66,27	0,324	29,0
36	13,13	2,46	47,59	0,324	29,0
37	15,61	2,65	36,12	0,324	29,0
38	7,87	1,52	51,96	0,324	29,0
39	15,38	2,86	18,77	0,335	30,7
40	11,06	2,19	53,54	0,324	29,0
41	12,22	2,09	28,97	0,324	29,0
42	12,77	2,47	50,53	0,324	29,0
43	12,39	2,24	37,88	0,335	30,7
44	15,71	3,06	21,82	0,335	30,7
45	16,38	2,32	29,19	0,345	35,4
46	15,76	3,25	34,60	0,324	29,0
47	9,73	1,94	40,96	0,324	29,0
48	12,55	2,24	46,23	0,324	29,0
49	16,11	2,80	21,82	0,335	30,7
50	10,81	1,94	33,13	0,324	29,0
51	15,93	2,78	30,31	0,324	29,0
52	15,02	2,91	21,82	0,335	30,7
53	8,21	1,36	44,42	0,354	39,4
54	13,18	2,12	33,13	0,324	29,0

Fuente: Exámenes mamográficos – Servicio de Diagnóstico por imágenes. HNAAA.
Elaboración: Propia

APÉNDICE 7

Fotos de la Tesis de Investigación

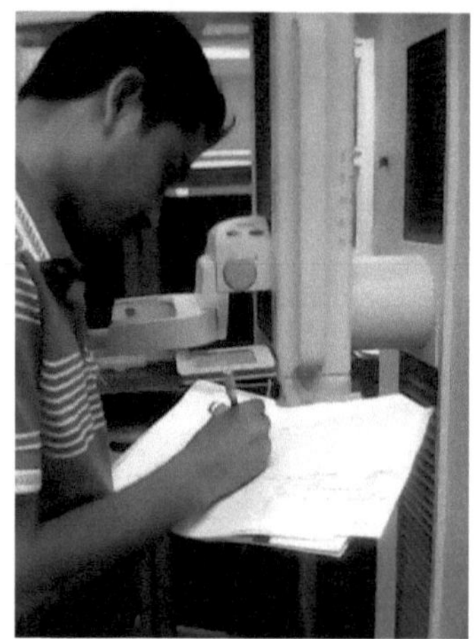

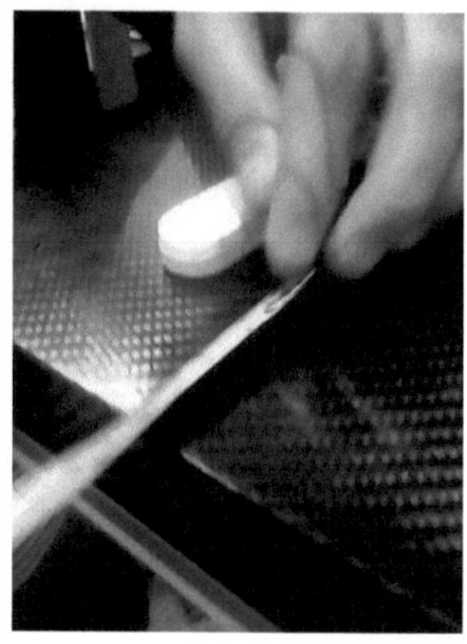

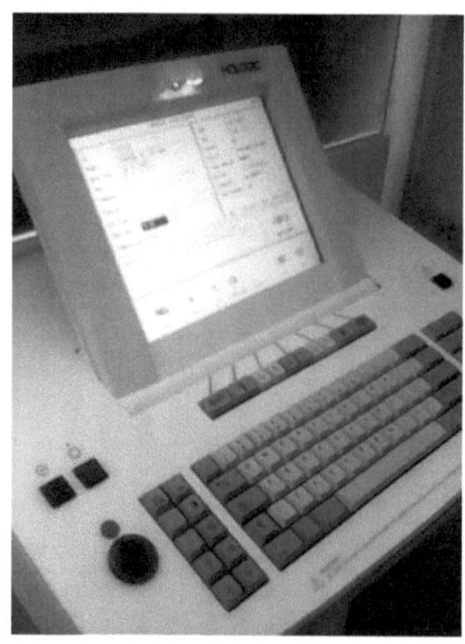

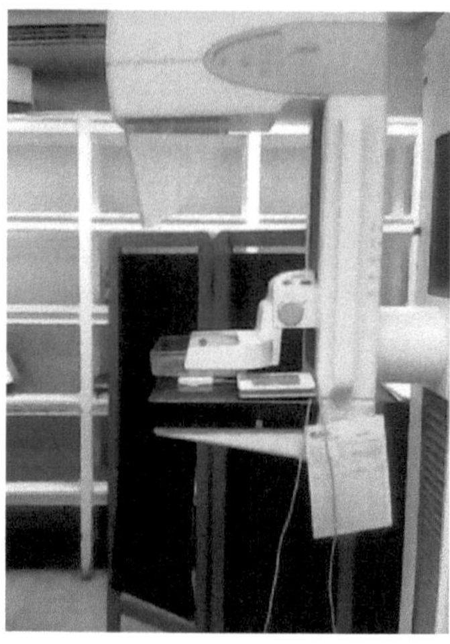

Fuente: Sala de Mamografía de Hospital Nacional Almanzor Aguinaga Asenjo
Foto: propia.

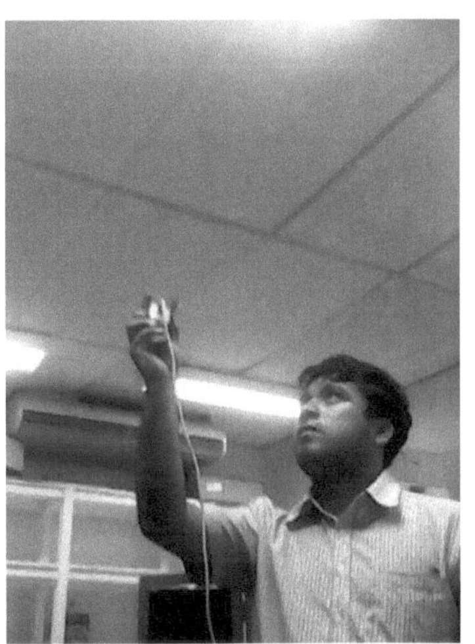

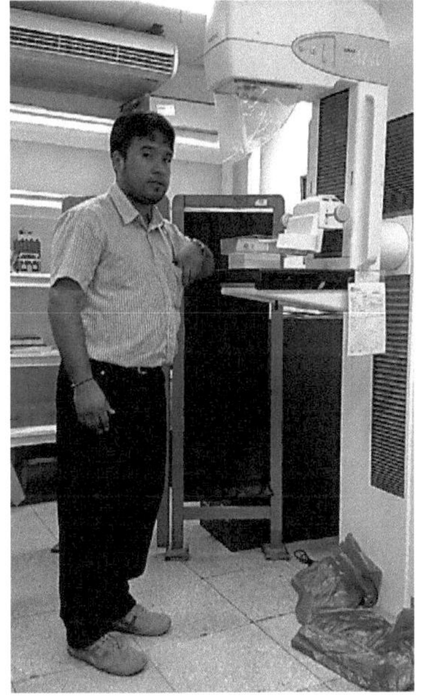

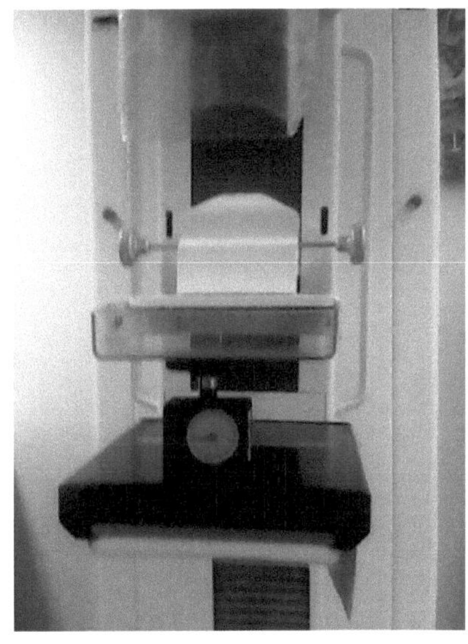

Fuente: Sala de Mamografía de Hospital Nacional Almanzor Aguinaga Asenjo
Foto: propia.

ANEXOS

ANEXO A

A. Observaciones generales y técnicas de exposición

Con carácter general, independientemente de las características del equipo de rayos X, es importante tener en cuenta las siguientes reglas básicas:

Una firme compresión es esencial para obtener mamografías con dosis menores y calidad de imagen adecuada.

Si el equipo dispone de control automático de exposición es importante desplazar la cámara hacia la zona del pezón para que así estemos siempre detectando la exposición correspondiente a la parte más radiopaca de la mama.

La densidad óptica (DO) de la imagen ha de estar por encima de 1,2 y su valor dependerá de la luminosidad del negatoscopio que se use para hacer la lectura de la mamografía. Con los negatoscopios de alto brillo, que son los recomendados, la DO ha de estar en torno al 1,5 – 1,8. Se recuerda que científicamente está demostrado25 que la visualización de las microcalcificaciones mejora cuando la DO es alta. Si no se dispone de negatoscopios de alto brillo, los valores de DO serán más bajos, pero nunca inferiores a 1,4.

Con respecto a los parámetros relativos a las técnicas de exposición:

- Los mAs dependerán de la sensibilidad de la combinación de la película y pantallas de refuerzo, del estado de la procesadora y espesor y composición de la mama.
- Con respecto a la tensión: Las tensiones típicas en mamografía se hallan entre 25 y 32 kV, pero al seleccionar el valor de la tensión: hay que tener en cuenta que el contraste disminuye al aumentar los kV y que la dosis aumenta al disminuir los kV. Con mamas gruesas las dosis pueden ser excesivas si se usan tensiones bajas. Por ello, conviene utilizar una técnica variable en función del espesor de la mama:

Tabla A1. Tensión en función del espesor de la mama y de la combinación ánodo-filtro

Espesor de la Mama	Valor de *U* (kVp)	Si el tubo de rayos X dispone de distintas combinaciones de material de ánodo y filtro, se recomienda
< 4,5 cm	26-27 kVp	Mo/Mo
Entre 4,5 y 7 cm	28-29 kVp	Mo/Rh
> 7 cm	29-30 kVp	Rh/Rh

Fuente: Control de Calidad en Mamografía ARCAL-IAEA.

ANEXO B

B. Compresión de la mama

Posicionado

Como se ha indicado más arriba, la compresión de la mama es fundamental para la calidad de un estudio de mamografía. Una correcta compresión reduce el espesor de la mama y homogeniza el espesor de tejido, con el fin de visualizar en las diferentes proyecciones todas las estructuras desde la región del tórax hasta la región subcutánea. Una deficiente compresión no permite visualizar los tejidos profundos.

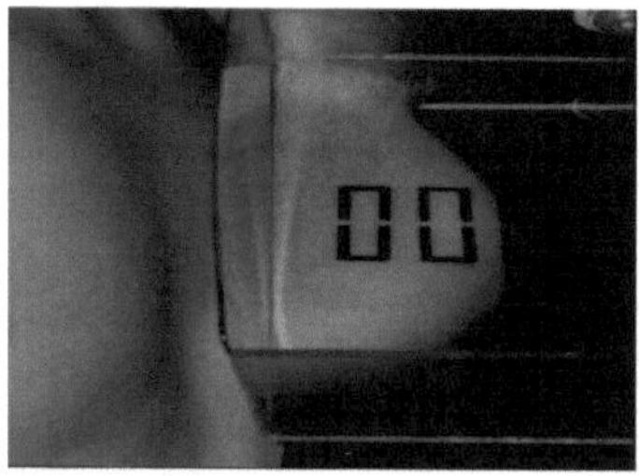

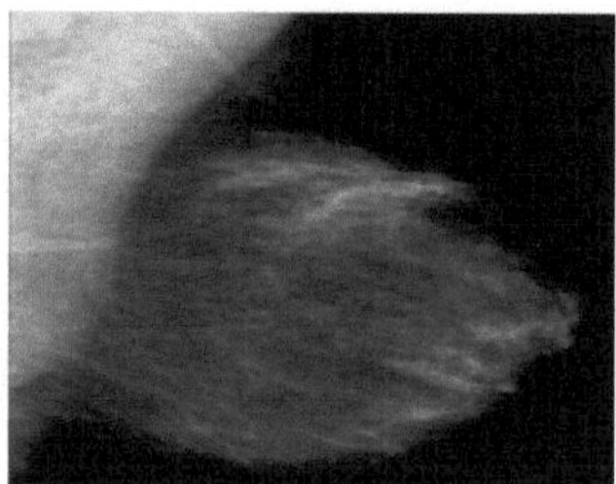

Centrado

Durante la compresión la placa de compresión debe estar paralela al plano del receptor de imagen.

Observaciones

Además de reducir el espesor de la mama, una buena compresión disminuye la distancia del objeto al receptor de imagen reduciendo la distorsión geométrica. La compresión separa estructuras y hace disminuir el efecto de la superposición de las mismas sobre la imagen, e inmoviliza la mama reduciendo la borrosidad por movimiento durante el examen. Al disminuir el espesor de la mama, reduce también la dosis de radiación.

B.1 Proyección medio-lateral-oblicua

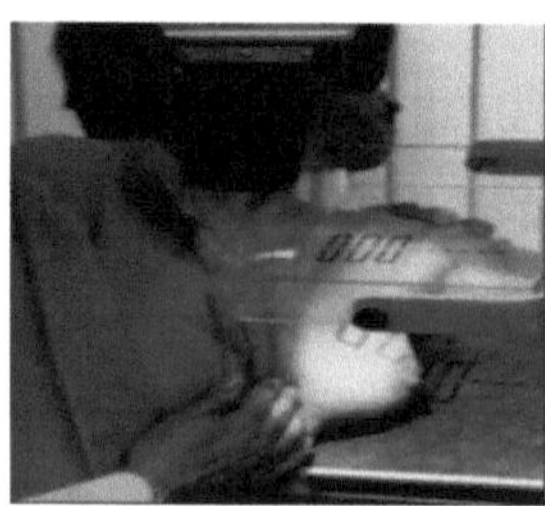

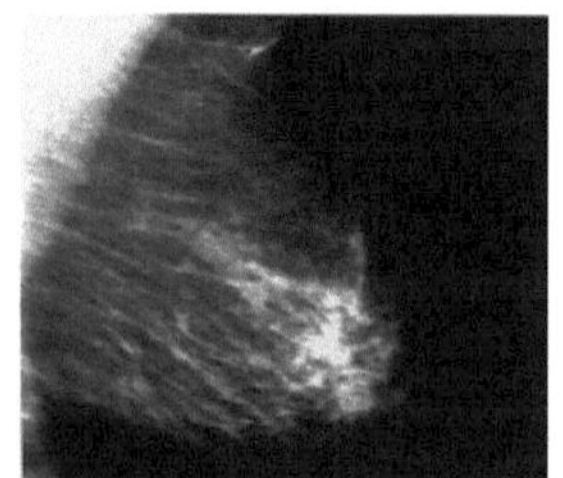

Posicionado

El plano del portachasis o bucky deberá formar un ángulo entre 300 y 600 con el plano horizontal, de manera que el chasis quede paralelo al músculo pectoral. El haz de rayos x debe cubrir la totalidad de la mama. Para obtener la mayor cantidad de tejido en la imagen es imprescindible que el plano que, partiendo del foco, incide sobre borde del receptor de imagen, sea paralelo al músculo pectoral.

Centrado

El haz de rayos X deberá estar dirigido de supero-medial a infero-medial de la totalidad de la mama.

Observaciones

En pacientes altas y delgadas el ángulo entre el portachasis y el plano horizontal debe ser mayor (entre 500 y 600) que en pacientes bajas y más obesas (300-400). En pacientes de talla y peso medio, el ángulo será de 400 a 500.

B.2 Proyección cráneo – caudal

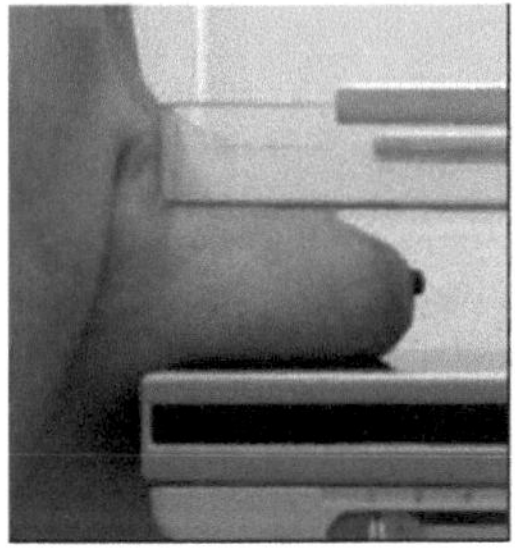

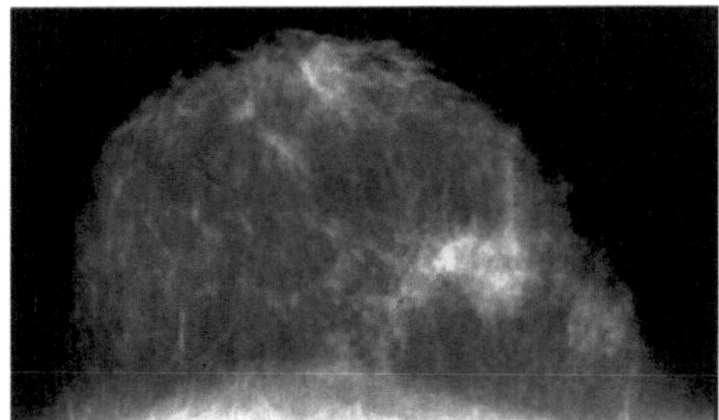

Posicionado

La técnica / tecnóloga de radiodiagnóstico deberá colocarse en zona posterior a la paciente y con el brazo correspondiente a la mama que va a examinar levantar suavemente el pliegue infla-mamario, de 1,5 a 7 cm a partir de la posición normal o neutra. Con una mano sobre la mama y otra debajo de ella tire suavemente de la mama hacia fuera separándola de la pared torácica y coloque el pezón hacia el centro de la bandeja de examen. Levante la mama contra-lateral girando a la paciente hasta que el borde interno del chasis apoye contra el esternón. Deposite suavemente la mama contra-lateral sobre el borde de la bandeja.

Centrado

Debe quedar toda la mama incluida dentro del haz de rayos X, hasta la pared del músculo pectoral. El pezón debe estar centrado en la imagen y fuera de la mama si es posible, pudiendo marcarse el pezón.

Observaciones

Durante el proceso de compresión, la técnica / tecnóloga deberá colocar su brazo por la parte posterior de la paciente, ubicando su mano sobre el hombro lo más cercano al cuello del lado a examinar De esta manera ayuda a relajar a la paciente y evita que se retire de la bandeja cuando sienta la compresión sobre la mama.

B.3 Proyección medio-lateral

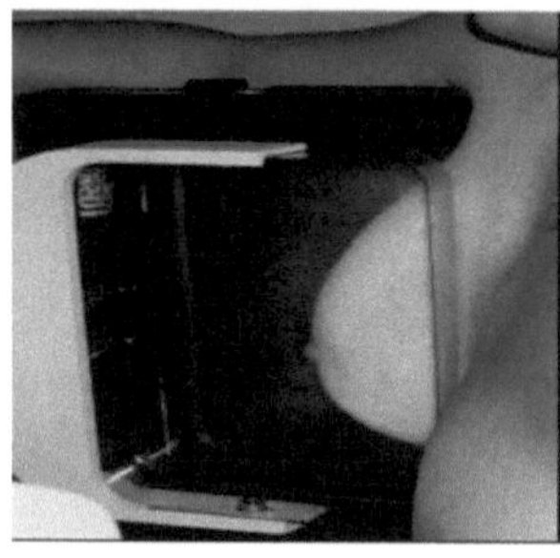

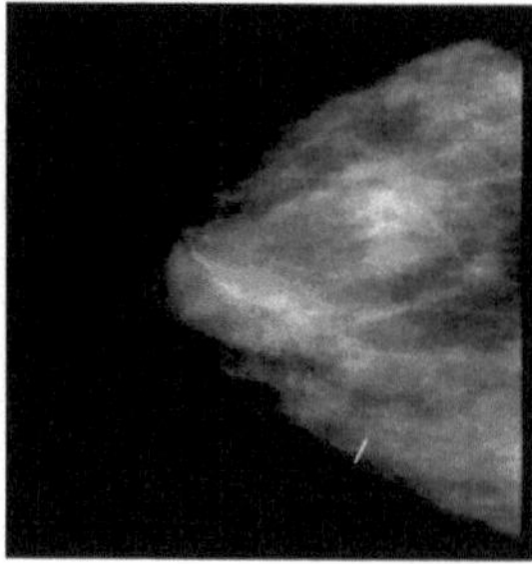

Posicionado

Se debe girar 900 el brazo del tubo de rayos X. El brazo del lado que se va examinar se coloca a 900 sobre el borde de la porta chasis o bucky. Separe la mama de la pared costal y ubíquela centrada en la bandeja de examen. Rote la paciente suavemente hacia el chasis. Cuando la placa de compresión haya pasado el esternón continúe la rotación hasta que la mama esté en la posición correctamente centrada en la bandeja de examen.

Centrado

La mama debe quedar incluida en su totalidad en el haz de rayos X con el pezón centrado en la bandeja de examen.

Observaciones

Este tipo de examen es el más usado como complemento de las proyecciones CC y MLO.

B.4 Compresión localizada o focal

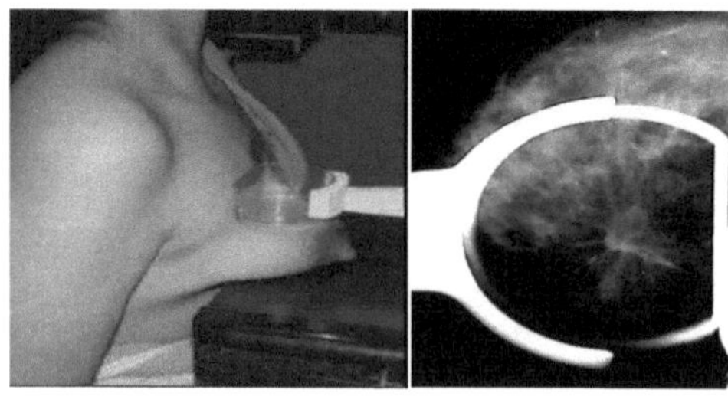

Posicionado

La compresión localizada es una técnica simple que merece utilizarse con más frecuencia. Es especialmente útil para esclarecer dudas en zonas densas. Este método permite reducir más el espesor de la mama en una zona localizada. Para ello se debe reposicionar la paciente utilizando las dos manos para simular la compresión.

Centrado

El técnico localiza la zona de la lesión a estudiar utilizando las imágenes previas. Para ello mide a) profundidad respecto a la línea media que parte del pezón hacia la parte posterior, b) la distancia de dicha línea a la lesión en dirección medial-lateral o superior-inferior y c) la distancia de la lesión a la piel.

Observaciones

Exposiciones localizadas con compresión y/o magnificación mejora la resolución de los detalles dentro de la mama.

B.5 Proyección cráneo-caudal exagerada

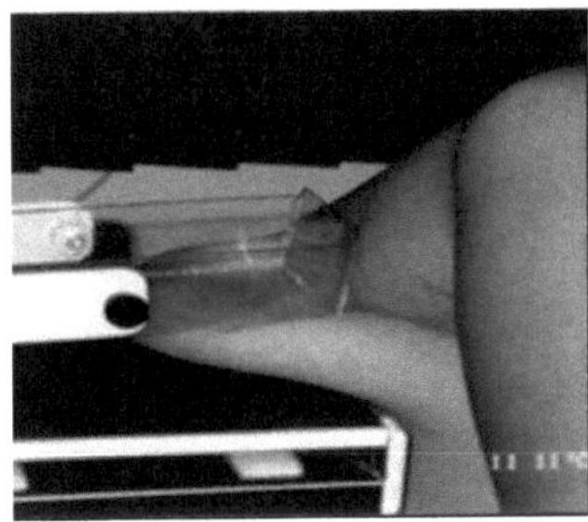

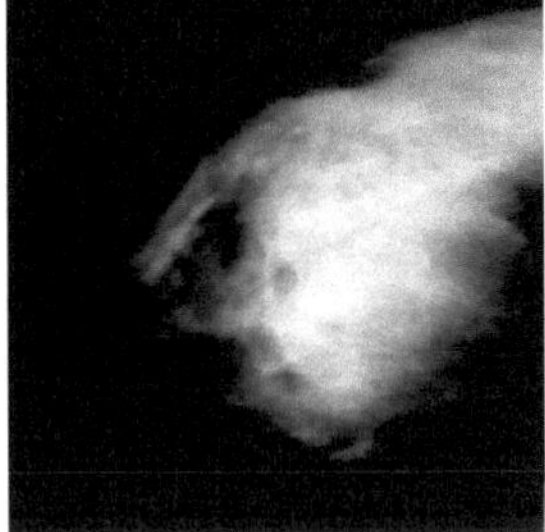

Posicionado

La imagen en cráneo-caudal exagerada, permite representar lesiones en la parte exterior (fuera de la parte central) de la mama incluyendo el tejido axilar. Se posiciona a la paciente como para un examen de rutina CC, y a continuación se eleva el pliegue infra-mamario y se gira a la paciente hasta que la parte lateral de la mama quede sobre la bandeja de examen.

Centrado

El centrado se efectúa sobre la parte externa de la mama donde se sospecha la lesión.

Observaciones

Si el hombro interfiere con el haz (queda entre el foco y la placa de compresión), se debe angular el tubo 50 lateralmente. No deje que la paciente baje el hombro del lado del examen. Los dos hombros deben quedar a la misma altura.

B.6 Proyección de hendidura o escote

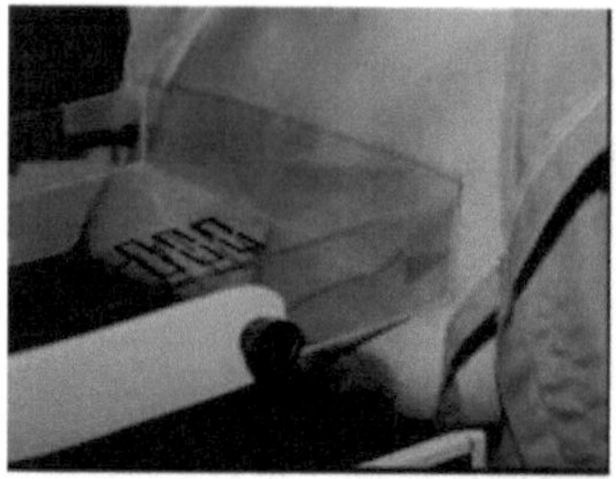

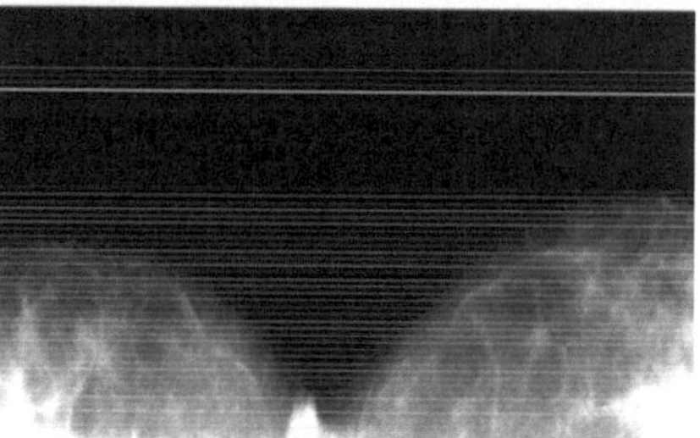

Posicionado

Este tipo de examen se realiza para ver lesiones en la parte postero-medial de la mama. La cabeza de la paciente es movida lateralmente del lado del área de interés. La técnica / tecnóloga se debe colocar posterior a la paciente y con sus dos manos elevar ambas mamas y colocarlas en la bandeja de examen, asegúrese que la parte media de las mamas queda sobre la bandeja.

Centrado

Si la mama de interés en este examen está sobre el detector del CAE se recomienda usar exposición automática. Si la hendidura o parte central entre las dos mamas está sobre el detector del CAE, se debe usar exposición manual.

Observaciones

Debe tirarse suavemente de ambas mamas con el fin de que ellas queden sobre la porta chasis o bandeja de examen y en especial la región media entre las dos mamas.

B.7 Proyección caudo-craneal

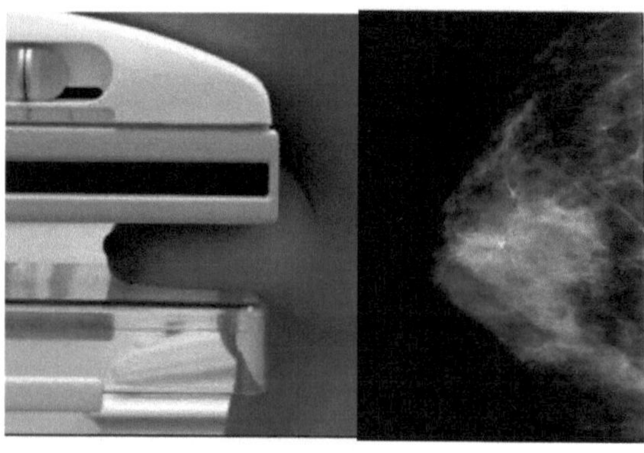

Posicionado

La proyección caudo-craneal o inversa CC, se utiliza para mejorar la visualización de lesiones como masas o calcificaciones en la parte superior de la mama, debido a que se reduce la distancia objeto a película.

Gire el brazo del tubo de rayos X 1800 grados, eleve el pliegue infra-mamario, ajuste la altura del brazo del tubo de tal manera que la parte superior de la mama quede en contacto con la bandeja o porta chasis. Utilizando una mano sobre la mama y otra debajo de ella tire suavemente de la mama hasta que toda ella esté en contacto con, la porta chasis.

Centrado

Centre la mama en la bandeja o porta chasis y aplique la compresión desde la parte abajo suavemente, pero que quede firmemente sujeta la mama.

Observaciones

Este tipo de examen también se usa durante la localización con agujas, cuando se necesita lograr una ruta corta de la aguja hasta las lesiones inferiores en la mama. También se usa para maximizar la cantidad de tejido en la mama de un hombre o mujeres con problemas de cifosis.

B.8 Magnificación con compresión localizada

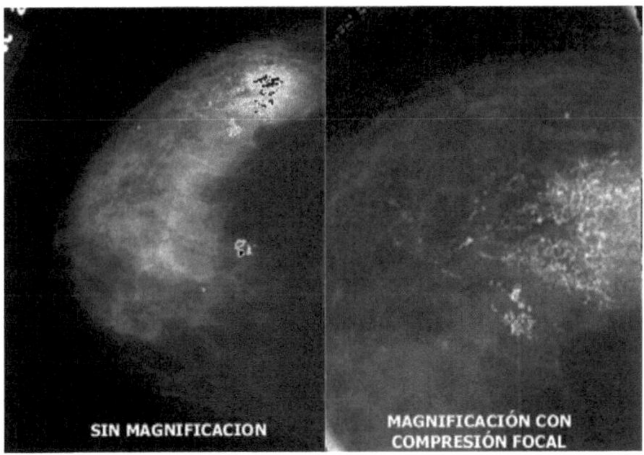

Posicionado

La proyección magnificada puede utilizarse con compresión localizada o no, pues permite magnificar y diferenciar masas con márgenes no definidos o morfología, número y distribución de calcificaciones. Se debe usar un dispositivo o bandeja especial que permita separar la mama de la película o chasis de 1,5 a 2,0 veces de magnificación. Debe usarse siempre el foco fino. No se debe utilizar rejilla antidifusora.

Centrado

Centre la mama en la bandeja del dispositivo de magnificación y aplique la compresión localizada o normal, pero que quede firmemente sujeta la mama, debido a que el estudio necesita mayor tiempo de exposición.

Observaciones

Este tipo de examen también se usa durante la localización con agujas, cuando se necesita una corta ruta a lesiones inferiores en la mama. También se usa para maximizar la cantidad de tejido en la mama de un hombre o mujeres con problemas de cifosis.

ANEXO C

C. Resumen de las pruebas de control de calidad en mamografía

Las pruebas que se proponen están dirigidas a comprobar la estabilidad en el funcionamiento de los distintos equipos o elementos que intervienen en el proceso de obtención de las mamografías, no incluyéndose las pruebas de aceptación. Se han clasificado en dos tipos - esenciales y deseables - en función de su importancia en la calidad de imagen y la dosis; la realización de las primeras se considera imprescindible y se recomienda que las segundas sean llevadas a cabo siempre que se cuente con los recursos humanos y equipamiento adecuados.

Muchas de las pruebas son de una frecuencia mayor (semanal y diaria) y por ello se propone como responsables de su realización al personal local que está presente de forma cotidiana en la instalación (técnicos). Las pruebas de menor frecuencia se han asignado en la mayoría de los casos a físicos médicos y médicos radiólogos. Junto con las pruebas, se indican los valores de las tolerancias que han de cumplirse que deben ser consideradas con flexibilidad y no con un carácter limitador ya que los fabricantes de los equipos pueden recomendar otros valores en el momento de la instalación de un determinado equipo o dispositivo.

Cuando no se cuente con los medios materiales y humanos necesarios, la evaluación de los tres indicadores globales de la calidad (tasa de rechazo de placas, calidad de la imagen y dosis de radiación) proporciona información suficiente sobre el funcionamiento de la instalación mamográfica aunque, en la mayoría de los casos, no posibilite conocer el origen concreto de los fallos detectados.

El presente protocolo se ha elaborado tomando como referencia otros ya existentes (ARCAL, ACR, Protocolo Español y Directrices de la UE) y, como todos ellos, está sujeto a cambios continuos tanto para facilitar las medidas como para introducir o eliminar pruebas en función de su influencia en la calidad de la imagen y en la dosis.

Abreviaturas utilizadas:

Importancia de la prueba:

- E = Esencial, requisito básico
- D = Deseable, recomendable

Responsable:

- Tc = Técnico/Tecnólogo
- Ra = Médico radiólogo
- FM = Físico Médico

NOI = nivel operativo inicial

VLS = velo debido a la luz de seguridad

Δ = Incremento

F+V = Fondo + Velo; DO = Densidad Óptica; DM = Densidad óptica media;

DD = Diferencia de densidades ópticas

Las siguientes tablas muestran un resumen de las pruebas a realizar, y los materiales a utilizar según este protocolo

TABLA C.1 Relación de pruebas de control de calidad

PRUEBA	Importancia (E,D)	Frecuencia sugerida	Responsable (sugerencia) de realizar	Responsable (sugerencia) de evaluar	TOLERANCIAS
INSPECCIÓN VISUAL					
Inspección y evaluación visual de la unidad mamográfica	E	Anual	Tc	Tc/FM	Ver protocolo
ALMACENAMIENO DE PELÍCULAS					
Temperatura	E	Semanal	Apoyo	Tc encargado	20-25 °C
Humedad	E	Semanal	Apoyo	Tc encargado	40%-60%
Posicionado de las cajas y chasis	E	Semanal	Apoyo	Tc encargado	Vertical
Seguimiento de los lotes (inventario)	D	Semanal	Apoyo	Tc encargado	< 3meses
Nivel de radiación	E	Anual	FM	FM	< 20μGy/sem
CUARTO OSCURO					
Limpieza del cuarto oscuro	E	Diario	Apoyo/Tc	Tc	-
Temperatura	E	Mensual	Tc	Tc	20-25°C
Humedad	E	Mensual	Tc	Tc	40%-60%
Condiciones de Ventilación	D	Mensual	Tc	Tc//FM	-
Nivel de radiación	E	Anual	FM	FM	< 20μGy/sem
Entradas indeseables de luz	E	Mensual	Tc/FM	Tc/FM	Ninguna
Luz de seguridad	E	Mensual	Tc/FM	Tc/FM	Potencia ≤ 15 W VLS < 0,05 DO en 2 min a1,2 m
Temperatura del revelador	E	Diario	Tc	Tc/FM	± 0,3 °C con respecto al recomendado por el fabricante
Tiempo de procesado	E	Semanal	Tc	Tc	±3% con respecto al recomendado por el fabricante
pH de los líquidos del procesador	E	Semanal	Tc	Tc	±0,5 con respecto al recomendado por el fabricante
Razón de reabastecimiento	D	Semanal	Tc	Tc	±10% con respecto al recomendado por el fabricante
Sensitometría	E	Diario	Tc/FM	FM	F+V ≤ que el recomendado por el fabricante Δ F+V ≤ NOI + 0,03 Δ (DM, DD): NOI ± 0,15
Detección de artefactos del procesado	E	Semanal	Tc	Tc/FM	Sin artefactos
SISTEMA DE IMAGEN					
Limpieza de las pantallas	E	Semanal	Tc	Tc	-
Contacto Pantalla-Película	E	Semanal	Tc/FM	Tc/FM	Manchas pequeñas y tenues <1cm
Hermeticidad de los chasis	E	Anual	Tc	Tc/FM	Manchas ≤ 0,5 cm
Uniformidad (de velocidad) entre las pantallas	E	Semestral	Tc	Tc/FM	DO: Δmax < 0,30 DO
Uniformidad (de atenuación) entre los chasis	D	Semestral	Tc	Tc/FM	mAs : Δmax ≤ 5%
EQUIPO RADIOLÓGICO (GENERADOR Y TUBO DE RAYOS X)					
Radiación de fuga	D	Tras cambios	FM	FM	1 mSv/h a 1 m
Exactitud y repetibilidad de la tensión del tubo (U)	E	Semestral	FM	FM	Exactitud: 5% Repetibilidad: < 2%
Espesor hemirreductor (EHR)	E	Anual	FM	FM	Mo/Mo, 28 kV, con compresor: 0,31≤EHR≤0,40 mmAl
Repetibilidad y Linealidad del rendimiento	E	Anual	FM	FM	Repetibilidad: <10% Linealidad: <10%

Valor del rendimiento	D	Anual	FM	FM	> 30 μGy/mAs a 1 m, 28 kV, Mo/Mo
PRUEBA	**Importancia (E,D)**	**Frecuencia sugerida**	**Responsable (sugerencia)** de realizar	de realizar	**TOLERANCIAS**
Exactitud y repetibilidad del tiempo de exposición.	E	Semestral	FM	FM	Ex.: 10% si t≥200 ms 15% si t≤200 ms Repetibilidad: < 10%
Fuerza de compresión	E	Semestral	FM	FM	110 N - 200 N
CONTROL AUTOMATICO DE EXPOSICIÓN					
Repetibilidad del control automático de exposición (DO y kerma en aire)	E	Anual	FM	FM	Repetibilidad mAs (o kerma) < 5% Desviación máxima DO ≤0.1
Compensación del control automático de exposición con el espesor y U (kVp)	E	Semanal	Tc/FM	FM	0,2 DO
Incremento de DO por paso del selector de densidades	E	Anual	FM	FM	DO: 0,1 – 0,2 mAs: 12%-15%
GEOMETRÍA					
Distancia foco-película (DFP)	D	Inicial/ Tras cambios	FM	FM	DFI ≥60 cm; Indicador ± 2%
SISTEMA DE COLIMACIÓN					
Coincidencia del campo de radiación con el receptor de la imagen	E	Anual	FM	FM	±5 mm pared torácica ≤ 2% DFP en los otros lados
Coincidencia del campo luminoso con el campo de radiación	D	Anual	FM	FM	± 2% del DFP
Alineación del compresor con el soporte de la mama	E	Anual	FM	FM	≤ 1% DFP
CONDICIONES DE VISUALIZACIÓN DE LAS IMÁGENES					
Iluminación de la sala de interpretación	E	Semestral	FM	FM	≤ 50 lux
Luminancia de los negatoscopios	E	Semestral	FM	FM	> 3000 nit (cd/m2)
Homogeneidad de los negatoscopios	E	Semestral	FM	FM	< 30% en un negatoscopio < 15% entre negatoscopios
CALIDAD DE IMAGEN					
Estudio de la tasa de rechazo de placas mamográficas	E	Mensual	TC	Ra/FM	≤10%
MANIQUI DE MAMA					
Densidad óptica de fondo Diferencia de densidades	E	Semanal	Ra/Tc	Ra/FM	1,5 DO – 1,9 DO3 0,40 ± 0,05 DO
Evaluación de la calidad de la imagen del	E	Semanal	Ra/Tc	Ra/FM	Fibras ≥ 4 Microcal. ≥ 3 Masas ≥ 3
Resolución espacial	E	Anual	FM	FM	≥ 10 pl/mm
Calidad de imágenes de pacientes	E	Semestral	Ra	Ra	-
DOSIS					
Dosis en aire en la superficie de entrada	E	Anual	FM	FM	Sin rejilla < 6 mGy Con rejilla < 15 mGy
Dosis glandular promedio	E	Anual	FM	FM	Sin rejilla < 1 mGy Con rejilla < 3 mGy

Fuente: Extraído del Protocolo Español de Control de Calidad en Radiodiagnóstico – Revisión 2011

TABLA C.2 Relación de instrumentos (solamente indicativa)

Instrumento	Objetivo
Reglas radiográficas, pantallas fluorescentes o película radiocrómica	Para la medida de la coincidencia campo de radiación-película.
Maniquí	Para medida del tejido perdido en la pared del tórax Con marcadores radiopacos con espaciado conocido (por ejemplo, regla plomada).
Lámina plomada	Con dimensiones adecuadas para apantallar por completo el detector de la imagen durante las pruebas relativas al tubo y generador.
Dosímetro calibrado	Con respuesta plana para las distintas calidades del haz, intervalo de medida de 1 µGy a 100 mGy. Exactitud ± 5 %, reproducibilidad ± 1 %.
Espaciadores de poliespam rígido	Con espesores de 1 mm, 2 mm, 5 mm, 8 mm, 10 mm, 15 mm y 20 mm.
Medidor de tiempos	Intervalo 1 ms a 99 s, exactitud ± 5 %, reproducibilidad ± 1 %. Puede estar integrado en un equipo compacto (recomendable con ordenador y programa).
Láminas de aluminio de alta pureza	Superior al 99,9 % de acuerdo con ISO 2092; espesores entre 0,1 y 0,7 mm con incrementos de 0,1 mm; exactitud en el espesor mejor que – 10%. Las láminas anteriores pueden reducirse a cuatro de la misma pureza y espesores de 0,3 mm, 0,4 mm, 0,5 mm y 0,7 mm de aluminio.
Lámina de aluminio cuadrada (CAE)	De pureza superior al 99,9 %, con un espesor de 0,2 mm y 5 x 5 mm2 de área.
Lámina de aluminio cuadrada (CAE)	De pureza superior al 99,9 %, con un espesor de 0,2 mm y 10 x 10 mm2 de área para la medida de la remanencia.
Láminas apilables de polimetilmetacrilato (PMMA)	De 5 y 10 mm de espesor, que sumen, al menos, un espesor total de 70 mm y con dimensiones transversales rectangulares superiores a 240 mm x 300 mm que cubran la superficie completa del detector. La tolerancia para los espesores deberá estar dentro de ± 1 mm y la uniformidad de los mismos dentro de ± 0,1 mm.
Objeto de prueba para la medida de la distorsión	Con líneas paralelas de 20 mm de espaciado, las líneas deben estar anguladas a 45°.
Balanza	Con un intervalo de medida entre 50 y 300 N como mínimo y una incertidumbre inferior a 5 N; reproducibilidad mejor que – 5 %.
Gomaespuma	Con dimensiones transversales de 100 x 150 mm y espesor entre 20 mm y 50 mm y pelotas de tenis.
Regla, cinta métrica y lupa 4x - 15x.	Varios
Objetos de prueba contraste-detalle para evaluar la calidad de la imagen	(deberá contener detalles específicos que simulen los objetos de diagnóstico en la imagen mamográfica y también la atenuación y dispersión de una mama promedio) o, de forma alternativa, objeto de prueba que contenga detalles para la medida de: • umbral de sensibilidad de bajo contraste, relevante en la detección de masas tumorales: círculos con un tamaño ~ 6 mm de diámetro. • visibilidad de pequeños detalles de interés para la detección de microcalcificaciones puntuales o agrupadas: detalles con un diámetro aproximado de 0,5 y 0,25 mm, a ser posible con distintos contrastes. • sensibilidad del sistema para visualizar estructuras filamentosas de bajo contraste: grupos de fibras de bajo contraste con distinta resolución u orientadas en diferentes direcciones.
Patrón de barras para la medida de la resolución.	Deberá ser posible evaluar hasta 20 pl/mm como mínimo.
Dispositivo para la medida de la MTF	Atenuador cuadrado de bordes bien pulidos con dimensiones de aproximadamente 120 mm de largo y 60 de ancho montado sobre un soporte que facilite el posicionamiento del atenuador sobre el tablero (CIE 62220-1-2, 2007). El material del atenuador puede ser acero inoxidable 0,8 mm de espesor o wolframio de 1,0 mm de espesor.
Programa informático validado	Para la determinación de la MTF, NNPS y DQE.
Programa informático: Image J, Osirix (MAC), etc.	Para análisis de las imágenes
Kilovoltímetro (opcional)	Específico para mamografía con calibraciones para las distintas calidades de haz, intervalo 20 a 35 kV, exactitud ± 1 kV, reproducibilidad ± 1 %).

Fuente: Extraído del Protocolo Español de Control de Calidad en Radiodiagnóstico – Revisión 2011

ANEXO D

D. Protocolos de dosimetría en mamografía.

El **"European Protocol on Dosimetry in Mammography"** de 1996 constituye el documento más detallado y específico en dosimetría de los que se van a citar en esta revisión. En él, desde un primer momento se hace especial hincapié en diferenciar claramente, a efectos de todo lo que en él se va a relacionar, la dosis absorbida en aire (con retrodispersión) y el kerma en aire (sin retrodispersión).

Dado que se trata de un documento específico de dosimetría en mamografía, detalla no sólo los métodos de estimación de la dosis absorbida y de kerma, ambos en aire, sino que también los relaciona con las disponibilidades materiales y organizativas con que se cuenta.

En lo que se refiere a los valores de referencia, este documento establece límites para las magnitudes de ESAK y dosis glandular media con maniquí y valores de referencia para ESAK y dosis glandular media a pacientes reales; además, dado su carácter monográfico, refiere exhaustivamente tanto procedimientos como, lo que es tan importante como los procedimientos, los parámetros técnicos que permiten una interpretación correcta de los resultados (espesores, ennegrecimientos, etc.)

En lo que se refiere al kerma en aire a la entrada del maniquí patrón (4,5 cm de PMMA), los valores límite los especifica en proyección cráneo-caudal en función de la densidad óptica lograda en la película para condiciones clínicas (esto es, seleccionando en el mamógrafo la misma técnica que la adecuada para la paciente real correspondiente), según la siguiente tabla:

Tabla D1. Límites del Kase y la D.O

Límite de ESAK (mGy)	**Ennegrecimiento neto correspondiente (D.O.)**
9	0,8
11	1,0
13	1,2
15	1,4
17	1,6
19	1,8

Fuente: Protocolo Europeo de Dosimetría en Mamografía (1996)

En lo que se refiere a medidas en pacientes, el valor de referencia para ESAK lo fija en 10 mGy, bajo las siguientes condiciones:

- Se deben tomar como mínimo las medidas de 10 pacientes con mamas comprimidas comprendidas en el rango de espesores [4-6] cm.

- Se realizará la media del total de las medidas realizadas.

Finalmente, en el caso de la dosis glandular media, los valores se expresan tanto para la dosis glandular media obtenida utilizando el maniquí patrón como la estimada en un conjunto de pacientes. En el primer caso, se calcularía **en condiciones** clínicas el kerma en aire a la entrada del maniquí estándar de 4,5 cm de PMMA en proyección craneocaudal. Una vez obtenido este valor, en función de la CHR del equipo a la tensión utilizada, y para la mama considerada 50/50, se obtendría a partir de las tablas existentes en la bibliografía el factor multiplicador que relaciona kerma en aire a la entrada en aire con dosis glandular media. Como se ha estimado para el maniquí patrón, esta magnitud es la **dosis glandular media típica**, que se encuentra referenciada para distintos ennegrecimientos de acuerdo con la siguiente tabla:

Tabla D2. Dosis glandular media típica y la D.O

Límite de la dosis glandular Media típica (mGy)	**Ennegrecimiento neto correspondiente (D.O.)**
1,8	0,8
2,3	1,0
2,8	1,2
3,2	1,4
3,6	1,6
4,0	1,8

Fuente: Protocolo Europeo de Dosimetría en Mamografía (1996)

Esta magnitud, constituye un límite objetivo para cada conjunto equipo-sistema de imagen, al ser independiente de la variabilidad que se puede encontrar en mamas reales.

En lo que se refiere al documento **EUR 16260 EN "European Commission European Guidelines on Quality Criteria for Diagnostic Radiographic Images"** de 1996, ya citado, propone **para la dosis en aire en la superficie de entrada** en las proyecciones mediolateral oblicua y craneocaudal el valor de referencia de 10 mGy para paciente de tamaño medio, mama comprimida de 5 cm de espesor y con rejilla. No delimita valores de referencia de densidad óptica. Además, refiriéndose al "European Protocol on Dosimetry in Mammography" hace notar que éste relaciona el valor de 10 mGy para pacientes con mamas en el intervalo [4-6] cm; así pues, respecto al valor de dispersión, el cual diferencia a ambos parámetros, refiere que "dicho factor sólo suele ser de 1,09 en las mamografías, de manera que la diferencia entre las dosis superficiales medidas y el kerma se considera insuficiente para justificar valores de referencia distintos para los dos parámetros" .

En "European guidelines for quality assurance in mammography screening" de 1996, se establecen tolerancias para los parámetros representativos del funcionamiento de los equipos de mamografía, reveladoras, etc. Y fija también un valor límite para el ESAK del maniquí de PMMA en condiciones de referencia en función del espesor de dicho maniquí y del ennegrecimiento óptico neto logrado, de acuerdo con la siguiente tabla:

Tabla D3. Límites del KASE en función del espesor del maniquí y la D.O

Límite de ESAK (mGy)	Espesor del maniquí De PMMA (cm)	Ennegrecimiento neto correspondiente (D.O.)
10	4	1
12	4,5	1
20	5	1

Fuente: EUR 16260 EN "European Commission European Guidelines on Quality Criteria for Diagnostic Radiographic Images"

Para otros ennegrecimientos, se establecen para el maniquí de 4,5 cm de PMMA otros **límites de ESAK** y de **dosis glandular media típica**, de acuerdo con la siguiente tabla:

Tabla D4. Límites del KASE en función del espesor del maniquí y la D.O

Límite de ESAK (mGy)	Espesor del maniquí De PMMA (cm)	Ennegrecimiento neto correspondiente (D.O.)
9,8	1,6	0,8
12,0	2,0	1,0
14,2	2,4	1,2
16,5	2,8	1,4
18,7	3,1	1,6
20,9	3,5	1,8

Fuente: EUR 16260 EN "European Commission European Guidelines on Quality Criteria for Diagnostic Radiographic Images"

En noviembre de 2003 aparece un "Addendum" del **"European guidelines for quality assurance in mammography screening"** sobre mamografía digital con el título: "The European Protocol for the Quality Control of the physical and technical aspects of mammography screening. "Addendum" on digital Mammography". En este "addendum" se establecen valores máximos de dosis glandular media para diferentes espesores de PMMA indicando los valores aceptables y los deseables. Esos valores se muestran en la tabla siguiente:

Tabla D4. Tabla de la DGM para diferentes espesores de PMMA y su equivalente

Espesor de PMMA (cm)	Espesor equivalente de mama (cm)	Máximo DGM aceptable (mGy)	Máximo DGM deseable (mGy)
2,0	2,1	<0,8	< 0,6
3,0	3,2	<1,3	< 1,0
4,0	4,5	<2,0	< 1,6
4,5	5,3	<2,5	< 2,0
5,0	6,0	<3,3	< 2,6
6,0	7,5	<5,0	< 4,0
7,0	9,0	<7,3	< 5,8

Fuente: European guidelines for quality assurance in mammography screening

Finalmente, el **"Protocolo español de control de calidad en radiodiagnóstico. Aspectos técnicos. Revisión I (2003)"** cita primeramente el Report EUR 16260 EN "European Commission. European Guidelines on Quality Criteria for Diagnostic Radiographic Images" de 1996, con su valor de referencia (10 mGy para la dosis absorbida en aire en la superficie de entrada de la mama, con un valor de retrodispersión de 1,08), para pasar luego a fijar el valor en 10 mGy **para el kerma en aire a la entrada del maniquí de 4,5 cm de PMMA.**

En este documento se establece una tolerancia para la dosis glandular típica de 2 mGy y se remite de nuevo al lector para más detalle y para el cálculo de la dosis glandular media al "European Protocol on Dosimetry in Mammography", versión de 1996.

En 2011, IAEA publica el documento "IAEA HUMAN HEALTH SERIES No. 17: Quality assurance programme for digital mammography" donde se modifican los valores de dosis glandular media aceptables y deseables. Esos valores se muestran en la tabla siguiente y aparecen también recogidos en la actualización del Protocolo Español de Control de Calidad en Radiodiagnóstico de 2011.

Tabla D5. Tabla de la DGM para diferentes espesores de PMMA y su equivalente (PECCR)

Espesor de PMMA (cm)	Espesor equivalente de mama (cm)	Máximo DGM aceptable (mGy)	Máximo DGM deseable (mGy)
2,0	2,1	<0,8	< 0,6
3,0	3,2	<1,3	< 1,0
4,0	4,5	<2,0	< 1,6
4,5	5,3	<2,5	< 2,0
5,0	6,0	<3,3	< 2,6
6,0	7,5	<5,0	< 4,0
7,0	9,0	<7,3	< 5,8

Fuente: Protocolo Español de Control de Calidad en Radiodiagnóstico-Revisión 2011

Tabla D.6 Niveles de referencia de radiodiagnóstico aplicables en mamografía. Para una paciente adulta típica determinada en una mama comprimida de 4,5 cm compuesta por 50% de tejido glandular y 50% de tejido adiposo, para sistemas placa–pantalla y aparatos dedicados exclusivamente a mamografía, con blanco y filtro de Mo

	Dosis en la entrada de la piel	Dosis promedio a la mama por proyección craneo-caudal
Sin rejilla	4 mGy	1 mGy
Con rejilla	10 mGy	3 mGy

Fuente:

Protocolo Español de Control de Calidad en Radiodiagnóstico-Revisión 2011.
Niveles de la Unión Europea (y adoptados en la reglamentación peruana).
Niveles del NBS.

ANEXO E

E. Tabla de los factores de conversión propuestos por Dance

VALORES DEL FACTOR "g"

Tabla E.1: Factor g para mamas de diferentes espesores en función de CHR.

Espesor mama	HVL (mm Al)				
	0,3	0,35	0,4	0,45	0,5
2	0,39	0,433	0,473	0,509	0,543
3	0,274	0,309	0,342	0,374	0,406
4	0,207	0,235	0,261	0,289	0,318
4,5	0,183	0,208	0,232	0,258	0,285
5	0,164	0,187	0,209	0,232	0,258
6	0,135	0,154	0,172	0,192	0,214
7	0,114	0,13	0,145	0,163	0,177
8	0,098	0,112	0,126	0,14	0,154
9	0,0859	0,0981	0,1106	0,1233	0,1357
10	0,0763	0,0873	0,0986	0,1096	0,1207
11	0,0687	0,0786	0,0887	0,0988	0,1088

Fuente: Tabla de Dance, et al. (2000)

VALORES DEL FACTOR "s"

Tabla E.2: Factor "s"

Ánodo-filtro	Factor s
Mo-Mo	1.000
Mo-Rh	1.017
Rh-Rh	1.061

Fuente: Tabla de Dance, et al. (2000)

VALORES DEL FACTOR "c"

Tabla E.3: Factor "c", grupo de edades 40 a 49 años.

Espesor mama(cm)	HVL (mm Al)				
	0.3	0.35	0.4	0.45	0.5
2	0.885	0.891	0.9	0.905	0.91
3	0.894	0.898	0.903	0.906	0.911
4	0.94	0.943	0.945	0.947	0.948
5	1.005	1.005	1.005	1.004	1.004
6	1.08	1.078	1.074	1.074	1.071
7	1.152	1.147	1.141	1.138	1.135
8	1.22	1.213	1.206	1.205	1.199
9	1.27	1.264	1.254	1.248	1.244
10	1.295	1.287	1.279	1.275	1.272
11	1.294	1.29	1.283	1.281	1.273

Fuente: Tabla de Dance, et al. (2000)

Tabla E.4: Factor "C", grupo de edades 50 a 64 años.

Espesor Mama(cm)	HVL (mm Al)				
	0.3	0.35	0.4	0.45	0.5
2	0.885	0.891	0.9	0.905	0.91
3	0.925	0.929	0.931	0.933	0.937
4	1	1	1	1	1
5	1.086	1.082	1.081	1.078	1.075
6	1.164	1.16	1.151	1.15	1.144
7	1.232	1.225	1.214	1.208	1.204
8	1.275	1.265	1.257	1.254	1.247
9	1.299	1.292	1.282	1.275	1.27
10	1.307	1.298	1.29	1.286	1.283
11	1.306	1.301	1.294	1.291	1.283

Fuente: Tabla de Dance, et al. (2000)

ANEXO F

F. Norma Técnica N° IR.003.2013 "Requisitos de Protección Radiológica en Diagnóstico Médico con Rayos X"

En este anexo solo se detallan los requisitos de interés aplicados en mamografía.

F.1 Requisitos administrativos.

- Las instalaciones que utilicen equipos de rayos X para diagnóstico médico deben contar con una autorización de la Oficina Técnica de la Autoridad Nacional (OTAN), conforme con lo dispuesto en el Art. 8 del Reglamento de la Ley 28028 (D.S. Nro. 039-2008-EM).

- Las instalaciones de radiología general, radiología especializada, tomografía computarizada, mamografía y radiología intervencionista, requieren licencia de operación, la misma que debe ser solicitada presentando los documentos exigidos correspondientes.

- Las licencias y registros deben ser revalidadas cada 5 años presentando los documentos correspondientes

- El personal que interviene en actividades de diagnóstico médico con rayos X debe contar con las siguientes licencias, según corresponda:

    a) Licencia de operador
    b) Licencia de oficial de protección radiológica
    c) Licencia de físico médico

- El físico médico tiene la función de efectuar la optimización de las exposiciones médicas y supervisar o realizar las pruebas de control de calidad en la instalación.

F.2 Requisitos de seguridad

Los equipos de mamografía deben contar con lo siguiente:

a) Un dispositivo para mantener una comprensión apropiada de la mama.
b) Tubo específicamente diseñado para mamografía.
c) Punto focal no mayor a 0,3 mm para mamografía general.
d) Generador trifásico o de alta frecuencia.
e) Tensión de operación entre 25 y 35 kVp.
f) Distancia foco-película no menor a 60 cm
g) Filtración total permanente no mayor a 0,03 mm de Mo o su equivalente.
h) Rejilla antidifusora.

F.3 Optimización

En el caso de mamografía se debe tener en cuenta que:

a) El receptor de imagen sea compatible con el sistema mamográfico.
b) La exposición al abdomen y feto de pacientes embarazadas no sea significativa.
c) La compresión sea apropiada en los procedimientos.
d) Se use la máxima distancia punto foco – piel consistente con el procedimiento radiológico.
e) Se minimicen los tiempos de exposición.

F.4 Pruebas para el control de calidad

Se deben realizar las siguientes pruebas:

Generador y tubo de rayos X

f) Montaje del equipo (revisión de botones, luces, frenos y giros).
g) Radiación de fuga.
h) Exactitud y repetibilidad de la tensión del tubo.
i) Espesor hemireductor.
j) Repetibilidad.
k) Linealidad del rendimiento.
l) Valor del rendimiento.
m) Exactitud y repetibilidad del tiempo de exposición.
n) Fuerza de compresión.
o) Control automático de exposición (CAE).
p) Geometría: distancia foco-película.
q) Sistema de colimación.

Almacenamiento de películas

a) Temperatura.
b) Humedad.
c) Posicionado de las cajas y chasis.
d) Inventario.
e) Nivel de radiación.

Pruebas del sistema de imagen

a) Limpieza de las pantallas.
b) Contacto pantalla-película.
c) Hermeticidad de los chasis.
d) Velocidad entre las pantallas.
e) Atenuación entre los chasis.

Cuarto Oscuro

a) Limpieza de cuarto oscuro (temperatura y humedad).
b) Condiciones de ventilación.
c) Entradas indeseables de luz.
d) Luz de seguridad.
e) Temperatura del revelador.
f) Tiempo de procesado.
g) pH del líquido del procesador.
h) Porcentaje de reabastecimiento.
i) Densitometría.
j) Detección de artefactos del procesado.

Condiciones de visualización de las imágenes

a) Iluminación de la sala de interpretación.
b) Luminancia de los negatoscopios.
c) Homogeneidad de los negatoscopios.
d) Densidad óptica de fondo.
e) Diferencia de densidades.
f) Dosis glandular media.
g) Evaluación periódica con phantomas.

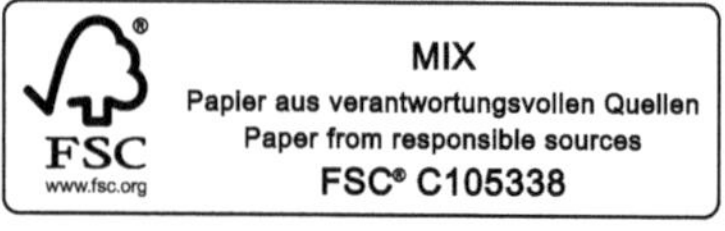

Printed by Books on Demand GmbH, Norderstedt / Germany